Mohammad Yaqub Khan
Vikas Kumar Verma
Maryada Roy

Uma cura natural para o VIH

Mohammad Yaqub Khan
Vikas Kumar Verma
Maryada Roy

Uma cura natural para o VIH

A natureza e as suas curas

ScienciaScripts

Imprint
Any brand names and product names mentioned in this book are subject to trademark, brand or patent protection and are trademarks or registered trademarks of their respective holders. The use of brand names, product names, common names, trade names, product descriptions etc. even without a particular marking in this work is in no way to be construed to mean that such names may be regarded as unrestricted in respect of trademark and brand protection legislation and could thus be used by anyone.

Cover image: www.ingimage.com

This book is a translation from the original published under ISBN 978-3-659-85430-9.

Publisher:
Sciencia Scripts
is a trademark of
Dodo Books Indian Ocean Ltd. and OmniScriptum S.R.L publishing group

120 High Road, East Finchley, London, N2 9ED, United Kingdom
Str. Armeneasca 28/1, office 1, Chisinau MD-2012, Republic of Moldova, Europe
Printed at: see last page
ISBN: 978-620-8-33958-6

Índice:

Capítulo 1

Infeção pelo vírus da imunodeficiência humana/Síndrome da imunodeficiência adquirida (VIH/SIDA)

Em 2004, estimava-se que 42 milhões de pessoas viviam com a infeção pelo VIH em todo o mundo, na sua maioria em países com poucos recursos. Destas pessoas que poderiam beneficiar, menos de 5% estavam a receber uma terapia antirretroviral combinada, apesar de esse tratamento reduzir as complicações da infeção e ter a capacidade de produzir uma esperança de vida quase normal para alguns doentes com uma doença anteriormente letal.

A Infeção pelo Vírus da Imunodeficiência Humana/Síndrome da Imunodeficiência Adquirida (VIH/SIDA) é uma doença do sistema imunitário humano causada pela infeção pelo vírus da imunodeficiência humana (VIH). Durante a infeção inicial, uma pessoa pode ter um breve período de doença semelhante à gripe. Este período é normalmente seguido por um período prolongado sem sintomas. À medida que a doença progride, interfere cada vez mais com o sistema imunitário, tornando a pessoa muito mais suscetível de contrair infecções, incluindo infecções oportunistas e tumores que normalmente não afectam as pessoas que têm sistemas imunitários funcionais.

O VIH é um membro do género *Len tivirus*, pertencente à família *Retroviridae.* Os lentivírus têm muitas morfologias e propriedades biológicas em comum. Muitas espécies são infectadas por lentivírus, que são carateristicamente responsáveis por doenças de longa duração com um longo período de incubação. Os lentivírus são transmitidos como vírus de ARN de cadeia simples, de sentido positivo e com envelope.

Patogénese da doença relacionada com o VIH

Os vírus da imunodeficiência humana (VIH) são lentivírus, retrovírus envolvidos no estabelecimento de uma infeção crónica persistente com o aparecimento gradual de sintomas clínicos. A replicação é constante após a infeção; embora algumas células infectadas possam albergar vírus não-replicantes mas infecciosos durante anos, geralmente não existe um verdadeiro período de latência viral após a infeção. Os seres humanos e os chimpanzés são os únicos hospedeiros destes vírus. Existem duas grandes famílias de VIH. A maior parte da epidemia envolve o VIH-1; o VIH-2 é um parente próximo cuja distribuição se concentra na África Ocidental. O VIH-1 é geneticamente diverso, com pelo menos cinco subfamílias ou clados distintos. O VIH-1 e o VIH-2 têm sensibilidades semelhantes à maioria dos medicamentos anti-retrovirais, embora os inibidores não nucleósidos da transcriptase reversa não tenham atividade contra o VIH-2.

Estrutura do vírus

O VIH tem um pequeno genoma de ARN com 9300 pares de bases. A estrutura do VIH é diferente da de outros retrovírus. É aproximadamente esférico, com um diâmetro de cerca de 120 nm, cerca de 60 vezes mais pequeno do que um glóbulo vermelho, mas grande para um vírus. Duas cópias do genoma estão contidas num núcleo nucleocapsídeo rodeado por uma bicamada lipídica, ou invólucro, que deriva da membrana plasmática da célula hospedeira. O genoma viral inclui três grandes quadros de leitura aberta: *gag* codifica uma poliproteína que é processada para libertar as principais proteínas estruturais; *pol* sobrepõe-se a *gag* e codifica três importantes actividades enzimáticas - uma polimerase de ADN dependente de ARN ou transcriptase reversa, a protease do VIH e a integrase viral; e *env* codifica a grande proteína transmembranar do envelope responsável pela ligação e entrada nas células. Vários genes pequenos codificam proteínas reguladoras que aumentam a produção do vírus ou combatem as defesas do hospedeiro, incluindo tat, rev, nef e vpr.

O genoma de ARN é constituído por, pelo menos, sete marcos estruturais (LTR, TAR, RRE, PE, SLIP, CRS e INS) e nove genes (*gag, pol, env, tat, rev, nef, vif, vpr, vpu* e, por vezes, um décimo *tev,* que é uma fusão de *tat, env e rev),* que codificam 19 proteínas. Três desses genes, *gag, pol e env,* contêm informações necessárias para produzir as proteínas estruturais para novas partículas de vírus. Por exemplo, o *env* codifica uma proteína chamada gp160 que é decomposta por uma protease celular para formar gp120 e gp41. Os restantes seis genes, *tat, rev, nef, vif, vpr* e *vpu (ou vpx* no caso do VIH-2), são genes reguladores de proteínas que controlam a capacidade do VIH para infetar células, produzir novas cópias do vírus (replicação) ou causar doenças.

As duas proteínas *tat* (p16 e p14) são transactivadores transcricionais para o promotor LTR, actuando através da ligação do elemento de ARN TAR. O TAR também pode ser processado em micro RNAs que regulam os genes de apoptose ERCC1 e IER3. A proteína Rev (p19) está envolvida no transporte de ARNs do núcleo para o citoplasma, ligando-se ao elemento de ARN RRE. A proteína Vif (p23) impede a ação da APOBEC3G (uma proteína celular que desamina o ADN: RNA e/ou interfere com a proteína Pol). A proteína Vpr (p14) impede a divisão celular em G2/M. A proteína Nef (p27) regula negativamente o CD4 (o principal recetor viral), bem como as moléculas MHC de classe I e de classe II.

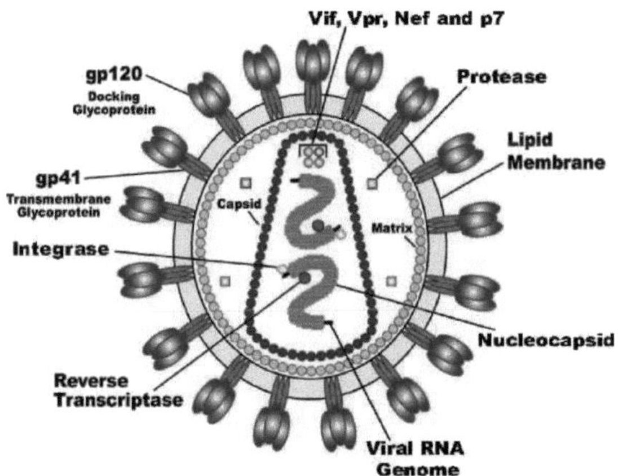

Figura 1: Diagrama do vírus VIH

Ciclo de vida do vírus

O tropismo do VIH é controlado pela proteína gp16 do envelope (*env)*. O principal alvo de ligação *da env* é o recetor CD4 presente nos linfócitos e macrófagos; a entrada nas células requer também a ligação a um coreceptor, geralmente o recetor de quimiocinas CCR5 (presente nas células da linhagem macrofágica) ou CXCR4. A maioria dos indivíduos infectados alberga predominantemente o vírus trópico CCR-5; pensa-se que este vírus é responsável pela transmissão sexual do VIH e que as primeiras células infectadas na transmissão sexual exprimem este co-recetor. A passagem do CCR5 para o CXCR4 está associada à progressão da doença e anuncia uma perda acelerada de células T auxiliares CD4 e um risco acrescido de imunossupressão. O papel doligatório dos coreceptores na entrada do VIH constitui um novo alvo para a farmacoterapia, e a FDA aprovou recentemente um novo medicamento que tem como alvo o CCR5 para inibir a entrada viral. O domínio gp41 do *env* controla a fusão da bicamada lipídica do vírus com a da célula hospedeira. Posteriormente, o ARN viral completo entra no citoplasma e é replicado pela transcriptase reversa num duplex ARN-ADN de curta duração; o ARN original é degradado pela RNase H para permitir a criação de uma cópia completa do vírus em ADN de cadeia dupla. Como a transcriptase reversa do VIH é propensa a erros e não possui uma função de leitura de provas, a mutação é bastante frequente (~3 bases/9300 pares de bases de replicação). O ADN viral é transportado para o núcleo, onde é integrado num cromossoma do hospedeiro pela integrase viral numa localização aleatória ou quase aleatória.

Após a integração, o vírus pode permanecer quiescente, não produzindo ARN ou proteínas, mas replicando-se à medida que a célula se divide. Quando uma célula que alberga o vírus é activada, o ARN e as proteínas virais são produzidos. As proteínas estruturais reúnem-se em torno do ARN genómico completo para formar um nucleocapsídeo.

O envelope transmembranar e outras proteínas estruturais reúnem-se na superfície celular, concentradas em jangadas lipídicas. Os núcleos do nucleocapsídeo são dirigidos para estes locais e brotam através da membrana celular, criando uma nova partícula de VIH com envelope que contém dois genomas completos de ARN de cadeia simples. A transcriptase reversa é incorporada nesta partícula; assim, a replicação pode ser efectuada imediatamente após o vírus entrar numa nova célula.

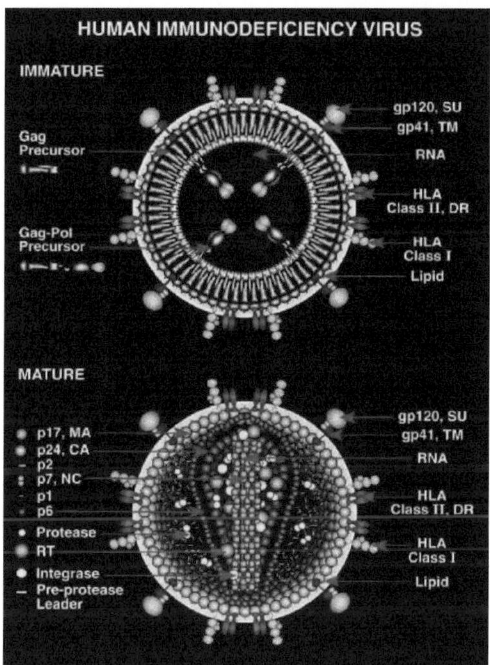

Figura 2: Diagrama do sistema imaturo e Formas maduras de VIH

Capítulo 2

Como é que o vírus causa a doença

Pensa-se que a aquisição sexual da infeção pelo VIH é mediada por uma ou, no máximo, um punhado de partículas infecciosas do vírus. Pouco depois da infeção, há uma explosão rápida de replicação que atinge um pico em 2-4 semanas, com 109 ou mais células infectadas. Este pico está associado a uma diminuição transitória do número de linfócitos T CD4 (helper) periféricos. Em resultado das novas respostas imunitárias do hospedeiro e da depleção das células-alvo, o número de viriões infecciosos - tal como refletido pela concentração plasmática de ARN do VIH (também conhecida como *carga viral*) - diminui para um estado quase estacionário. Este *ponto de referência* da atividade viral reflecte a interação entre a imunidade do hospedeiro e a patogenicidade do vírus infetante. Num indivíduo infetado médio, são produzidos vários milhares de milhões de partículas virais infecciosas em cada poucos dias. Eventualmente, a contagem de linfócitos CD4 inicia um declínio constante, acompanhado por um aumento da concentração plasmática de ARN do VIH. Quando a contagem periférica de linfócitos CD4 desce para menos de 200 células por mm^3 , há um risco crescente de infeção oportunista. A aquisição sexual do VIH-1 com tropismo CCR5 está associada a um tempo médio até à doença clínica - geralmente uma infeção oportunista como a pneumonia por *Pneumocystis carinii* - de 8-10 anos. Ocasionalmente, os doentes podem ser portadores do VIH durante mais de duas décadas, sem que se verifique uma diminuição significativa da contagem de células CD4 ou imunossupressão clínica; este facto pode refletir uma combinação de respostas imunitárias e imunogenéticas favoráveis do hospedeiro.

Ciclo de Replicação

1: Entrada na célula

O VIH entra nos macrófagos e nas células T $CD4^+$ através da adsorção das glicoproteínas da sua superfície aos receptores da célula-alvo, seguida da fusão do envelope viral com a membrana celular e da libertação do capsídeo do VIH na célula.

A entrada na célula começa através da interação do complexo de envelope trimérico (gp160 spike) com CD4 e um recetor de quimiocina (geralmente CCR5 ou CXCR4, mas sabe-se que outros interagem) na superfície da célula, a gp120 liga-se à integrina a p_{47} activando LFA-1, a integrina central envolvida no estabelecimento de sinapses virológicas, que facilitam a propagação eficiente do VIH-1 de célula para célula. A espícula gp160 contém domínios de ligação para os receptores CD4 e de quimiocinas.

O primeiro passo na fusão envolve a ligação de alta afinidade dos domínios de ligação CD4 da gp120 à CD4. Quando a gp120 se liga à proteína CD4, o complexo do envelope sofre uma alteração estrutural, expondo os domínios de ligação às quimiocinas da gp120 e permitindo-lhes interagir com o recetor de quimiocinas alvo. Isto permite uma ligação bipartida mais estável, que permite que o péptido de fusão N-terminal gp41 penetre na membrana celular. As sequências repetidas em gp41, HR1 e HR2 interagem então, causando o colapso da proteína extracelular de gp41 numa espiral. Esta estrutura em anel aproxima as membranas do vírus e da célula, permitindo a fusão das membranas e a subsequente entrada do capsídeo do vírus.

Depois de o VIH se ter ligado à célula-alvo, o ARN do VIH e várias enzimas, incluindo a transcriptase reversa, a integrase, as ribonucleases e a protease, são injectados na célula. Durante o transporte baseado em microtúbulos para o núcleo, o genoma viral de ARN de cadeia simples é transcrito para o ADN de cadeia dupla, que é depois integrado num cromossoma do hospedeiro.

O VIH pode infetar as células dendríticas (CD) por esta via CD4-CCR5, mas também pode ser utilizada outra via que utiliza receptores de lectina do tipo C específicos da manose, como o DC-SIGN. As CD são uma das primeiras células que o vírus encontra durante a transmissão sexual. Pensa-se atualmente que desempenham um papel importante na transmissão do VIH às células T quando o vírus é capturado na mucosa pelas CD. Pensa-se que a presença de FEZ-1, que ocorre naturalmente nos neurónios, impede a infeção das células pelo VIH.

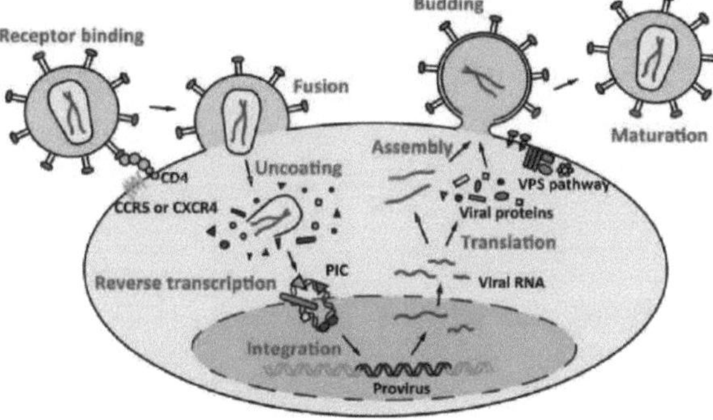

Figura 3: Mecanismo de ação viral
Entrada/Fusão de membrana

2: Replicação e transcrição

Pouco depois de o capsídeo viral entrar na célula, uma enzima chamada transcriptase reversa liberta o genoma de ARN de cadeia simples (+) das proteínas virais ligadas e copia-o para uma molécula de ADN complementar (cDNA). O processo de transcrição reversa é extremamente propenso a erros, e as mutações resultantes podem causar resistência a medicamentos ou permitir que o vírus escape ao sistema imunitário do organismo. A transcriptase reversa também tem atividade de ribonuclease que degrada o ARN viral durante a síntese do cADN, bem como atividade de ADN polimerase dependente do ADN que cria um ADN com sentido a partir do cADN *anti-sentido*. Juntos, o cDNA e seu complemento formam um DNA viral de fita dupla que é então transportado para o núcleo da célula. A integração do DNA viral no genoma da célula hospedeira é realizada por outra enzima viral chamada integrase.

Este ADN viral integrado pode então permanecer adormecido, na fase latente da infeção pelo VIH. Para produzir ativamente o vírus, é necessária a presença de determinados factores celulares, o mais importante dos quais é o NF-κB (NF Kappa B), que é regulado para cima quando as células T são activadas. Isto significa que as células com maior probabilidade de serem mortas pelo VIH são as que estão atualmente a combater a infeção.

Durante a replicação viral, o DNA integrado do provírus é transcrito em mRNA, que é então dividido em pedaços menores. Estes pequenos pedaços são exportados do núcleo para o citoplasma, onde são traduzidos nas proteínas reguladoras Tat (que estimula a produção de novos vírus) e Rev. À medida que a recém-produzida proteína Rev se acumula no núcleo, liga-se aos mRNAs virais e permite que os RNAs não emendados deixem o núcleo, onde são retidos até serem emendados. Nesta fase, as proteínas estruturais Gag e Env são produzidas a partir do ARNm completo. O ARN completo é, na realidade, o genoma do vírus; liga-se à proteína Gag e é empacotado em novas partículas de vírus.

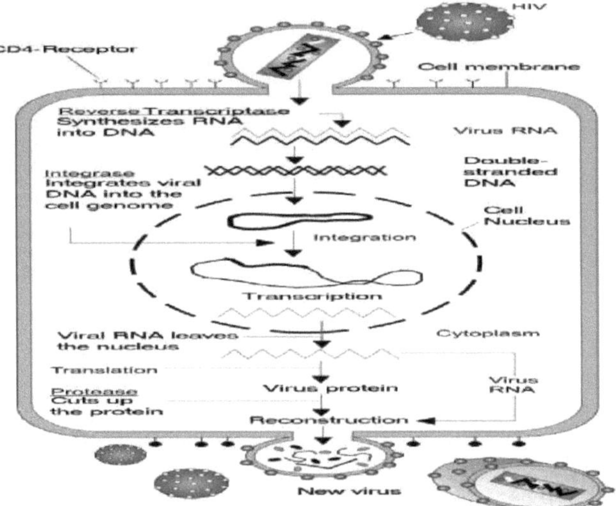

Figura 4: Ciclo de Replicação do VIH

O VIH-1 e o VIH-2 parecem empacotar o seu ARN de forma diferente; o VIH-1 liga-se a qualquer ARN apropriado, enquanto o VIH-2 se liga preferencialmente ao ARNm que foi utilizado para criar a própria proteína Gag. Isto pode significar que o VIH-1 é mais capaz de sofrer mutações (a infeção pelo VIH-1 progride para SIDA mais rapidamente do que a infeção pelo VIH-2 e é responsável pela maioria das infecções a nível mundial).

Replicação do genoma do ARN viral

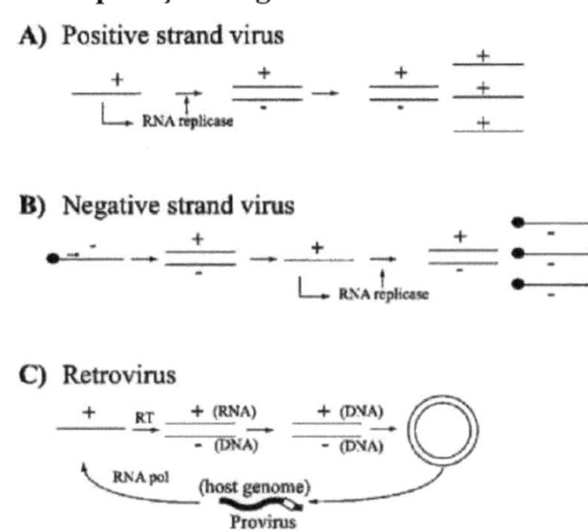

Figura 5: Replicação do genoma de ARN viral

3: Recombinação

Em cada partícula de VIH-1 estão encapsulados dois genomas de ARN (ver estrutura e genoma do VIH). Após a infeção e a replicação catalisada pela transcriptase reversa, pode ocorrer recombinação entre os genomas. A recombinação ocorre quando os genomas de ARN de cadeia simples (+) são transcritos reversamente para formar ADN. Durante a transcrição reversa, o ADN nascente pode alternar várias vezes entre as duas cópias do ARN viral. Esta forma de recombinação é conhecida como copy-choice. Os eventos de recombinação podem ocorrer em todo o genoma. Podem ocorrer de 2 a 20 eventos por genoma em cada ciclo de replicação, e estes eventos podem rapidamente baralhar a informação genética que é transmitida dos genomas parentais para os genomas descendentes.

A recombinação viral produz uma variação genética que provavelmente contribui para a evolução da resistência à terapia antirretroviral. A recombinação pode também contribuir, em princípio, para ultrapassar as defesas imunitárias do hospedeiro. No entanto, para que as vantagens adaptativas da variação genética se concretizem, é necessário que os dois genomas virais empacotados em partículas individuais de vírus infectantes tenham surgido de vírus progenitores separados de constituição genética diferente. Desconhece-se a frequência com que este acondicionamento misto ocorre em condições naturais.

A mudança de modelo pela transcriptase reversa actua como um processo de reparação para lidar com as quebras no genoma do ARN-s. Além disso, (Hu e Temin) sugeriram que a recombinação é uma adaptação para a reparação de danos nos genomas de ARN. A troca de cadeias (recombinação por escolha de cópia) pela transcriptase reversa pode gerar uma cópia não danificada de ADN genómico a partir de duas cópias danificadas do genoma de ARN-s. Este ponto de vista do benefício adaptativo da recombinação no VIH poderia explicar por que razão cada partícula de VIH contém dois genomas completos, em vez de um. Além disso, o ponto de vista de que a recombinação é um processo de reparação implica que o benefício da reparação pode ocorrer em cada ciclo de replicação, e que este benefício pode ser realizado quer os dois genomas sejam ou não geneticamente diferentes. Na perspetiva de que a recombinação no VIH é um processo de reparação, a geração de variação recombinacional seria uma consequência, mas não a causa, da evolução da mudança de modelo.

A infeção pelo VIH-1 provoca uma inflamação crónica contínua e a produção de espécies reactivas de oxigénio. Assim, o genoma do VIH pode ser vulnerável a danos oxidativos, incluindo quebras no ARN de cadeia simples. Para o VIH, bem como para os vírus em geral, o êxito da infeção depende da superação das estratégias defensivas do hospedeiro, que incluem frequentemente a produção de oxigénio reativo prejudicial para o genoma. Assim, sugerimos que a recombinação pelos vírus é uma adaptação para a reparação de danos no genoma e que a variação da recombinação é um subproduto que pode proporcionar um benefício distinto.

4: Montagem e libertação

A etapa final do ciclo viral, a formação de novos viriões do VIH-1, começa na membrana plasmática da célula hospedeira. A poliproteína Env (gp160) atravessa o retículo endoplasmático e é transportada para o complexo de golgi, onde é clivada pela furina, dando origem às duas glicoproteínas do envelope do VIH, gp41 e gp120. Estas são transportadas para a membrana plasmática da célula hospedeira, onde a gp41 ancora a gp120 à membrana da célula infetada. As poliproteínas Gag (p55) e Gag-Pol (p160) também se associam à superfície interna da membrana plasmática, juntamente com o ARN genómico do VIH, à medida que os viriões em formação começam a brotar da célula hospedeira. O virião em brotamento é ainda imaturo, uma vez que as poliproteínas Gag ainda precisam de ser clivadas nas proteínas da matriz, do capsídeo e do nucleocapsídeo. Esta clivagem é mediada pela protease viral, também empacotada, e pode ser inibida por medicamentos anti-retrovirais da classe dos inibidores da protease. Os vários componentes estruturais reúnem-se então para produzir um virião maduro do VIH. Apenas os viriões maduros são capazes de infetar outra célula.

Capítulo 3

Tipos de VIH/SIDA

Um dos obstáculos ao tratamento do vírus da imunodeficiência humana é a sua elevada variabilidade genética. O VIH pode ser dividido em dois tipos principais, o VIH tipo 1 (VIH-1) e o VIH tipo 2 (VIH-2).

VIH-1

O VIH-1 é a estirpe mais patogénica do vírus. Os cientistas dividem o VIH-1 num grupo principal (Grupo M) e em dois ou mais grupos secundários. Acredita-se que cada grupo representa uma transmissão independente do VIH para os seres humanos (mas os subtipos dentro de um grupo não o são). Encontram-se 39 ORFs em todos os seis possíveis quadros de leitura (RFs) da sequência completa do genoma do VIH-1. Mas apenas algumas delas são funcionais.

1: Grupo M

Com "M" de "major", este é de longe o tipo mais comum de VIH, com mais de 90% dos casos de VIH/SIDA derivados da infeção pelo VIH-1 do grupo M. O grupo M subdivide-se ainda em clados, chamados subtipos, aos quais também é atribuída uma letra. Existem também "formas recombinantes circulantes" ou CRF derivadas da recombinação entre vírus de diferentes subtipos, a que é atribuído um número. A CRF12_BF, por exemplo, é uma recombinação entre os subtipos B e F.

- O subtipo A é comum na África Ocidental.
- O subtipo B é a forma dominante na Europa, nas Américas, no Japão, na Tailândia e na Austrália.
- O subtipo C é a forma dominante na África Austral, na Índia e no Nepal.
- O subtipo D é geralmente observado apenas na África Oriental e Central.
- O subtipo E nunca foi identificado como não recombinante, apenas recombinou com o subtipo A como CRF01_AE.
- O subtipo F foi encontrado na África Central, na América do Sul e na Europa Oriental.
- O subtipo G (e o CRF02_AG) foi encontrado em África e na Europa Central.
- O subtipo H está limitado à África Central.
- O subtipo I foi originalmente utilizado para descrever uma estirpe que é atualmente contabilizada como CRF04_CPX, com o CPX para uma recombinação "complexa" de vários subtipos.
- O subtipo J encontra-se principalmente na África do Norte, Central, Ocidental e nas Caraíbas.
- O subtipo K está limitado à República Democrática do Congo e aos Camarões.

Estes subtipos são por vezes divididos em sub-subtipos, como A1 e A2 ou F1 e F2. Esta não é considerada uma lista completa ou final, sendo provável que se encontrem outros tipos.

2: Grupo N

O 'N' significa 'Non-M, ou Non-O". Este grupo foi descoberto em 1998 e só foi observado nos Camarões. Até 2006, apenas 10 infecções do Grupo N foram identificadas.

3: Grupo O

O grupo O ("Outlier") não é habitualmente observado fora da África Centro-Ocidental. É alegadamente mais comum nos Camarões, onde um inquérito de 1997 revelou que cerca de 2% das amostras seropositivas pertenciam ao Grupo O. O grupo causou alguma preocupação porque não podia ser detectado pelas primeiras versões dos kits de teste do VIH-1. Atualmente, foram desenvolvidos testes de VIH mais avançados para detetar tanto o Grupo O como o Grupo N.

4: Grupo P

Em 2009, uma sequência de VIH recentemente analisada foi considerada como tendo maior semelhança com um vírus da imunodeficiência símia recentemente descoberto em gorilas selvagens (SIV gor) do que com SIVs de chimpanzés (SIV cpz). O vírus foi isolado de uma mulher camaronesa residente em França a quem foi diagnosticada a infeção pelo VIH-1 em 2004. Os cientistas que relataram esta sequência colocaram-na num Grupo P proposto, "enquanto se aguarda a identificação de outros casos humanos".

VIH-2

O VIH-2 não tem sido amplamente observado fora de África. O primeiro caso nos Estados Unidos foi em 1987. Muitos kits de teste para o VIH-1 também detectam o VIH-2. A partir de 2010, existem 8 grupos de VIH-2 conhecidos (A a H). Destes, apenas os grupos A e B são epidémicos. O grupo A propagou-se principalmente na África Ocidental, mas também em Angola, Moçambique, Brasil, Índia, e muito pouco na Europa ou nos EUA. O grupo B está principalmente confinado à África Ocidental.

O VIH-2 está principalmente relacionado com o vírus da imunodeficiência símia endémico nos mangabeus fuliginosos (*Cercocebus atys atys)* (SIV smm), uma espécie de macaco que habita as florestas do litoral da África Ocidental. A análise filogenética mostra que os vírus mais estreitamente relacionados com as duas estirpes do VIH-2 que se propagam consideravelmente nos seres humanos (VIH-2 grupos A e B) são os SIV smm encontrados nos mangabeis fuliginosos da floresta de Tai, na Costa do Marfim Ocidental.

Existem mais seis grupos de VIH-2 conhecidos, cada um deles encontrado numa só pessoa. Todos eles parecem derivar da transmissão independente de mangabeis fuliginosos para seres humanos. Os grupos C e D foram encontrados em duas pessoas da Libéria, os grupos E e F foram descobertos em duas pessoas da Serra Leoa e os grupos G e H foram detectados em duas pessoas da Costa do Marfim. Cada uma destas estirpes de VIH-2, para as quais os seres humanos são provavelmente hospedeiros sem saída, está mais estreitamente relacionada com estirpes de SIV smm de mangabeis fuliginosos que vivem no mesmo país onde foi detectada a infeção humana.

Sinais e sintomas

Existem três fases principais da infeção pelo VIH: Infeção aguda, latência clínica e SIDA.

Infeção aguda

O período inicial após a contração do VIH é designado por VIH agudo, VIH primário ou síndrome retroviral agudo. Muitos indivíduos desenvolvem uma doença semelhante à gripe ou uma doença semelhante à mononucleose 2-4 semanas após a exposição, enquanto outros não apresentam sintomas significativos. Os sintomas ocorrem em 40-90% dos casos e incluem mais frequentemente febre, gânglios linfáticos grandes e sensíveis, inflamação da garganta, erupção cutânea, dores de cabeça e/ou feridas na boca e nos órgãos genitais. A erupção cutânea, que ocorre em 20-50% dos casos, apresenta-se no tronco e é maculopapular; classicamente. Algumas pessoas também desenvolvem infecções oportunistas nesta fase. Podem ocorrer sintomas gastrointestinais como náuseas, vómitos ou diarreia, bem como sintomas neurológicos de neuropatia periférica ou síndrome de Guillain-Barré. A duração dos sintomas é variável, mas geralmente é de uma ou duas semanas.

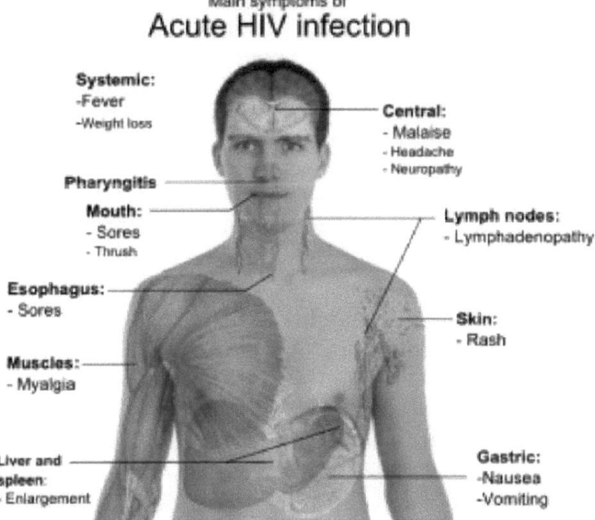

Figura 6 Principais sintomas da infeção aguda pelo VIH

Devido ao seu carácter inespecífico, estes sintomas não são frequentemente reconhecidos como sinais de infeção pelo VIH. Mesmo os casos que são observados por um médico de família ou por um hospital são muitas vezes mal diagnosticados como uma das muitas doenças infecciosas comuns com sintomas que se sobrepõem. Assim, recomenda-se que o VIH seja considerado em doentes que apresentem uma febre inexplicável e que possam ter factores de risco para a infeção.

Capítulo 4

Latência clínica

Aos sintomas iniciais segue-se uma fase denominada latência clínica, VIH assintomático ou VIH crónico. Sem tratamento, esta segunda fase da história natural da infeção pelo VIH pode durar de cerca de três anos a mais de 20 anos (em média, cerca de oito anos). Embora, normalmente, haja poucos ou nenhuns sintomas no início, perto do fim desta fase muitas pessoas têm febre, perda de peso, problemas gastrointestinais e dores musculares. Entre 50 e 70% das pessoas também desenvolvem linfadenopatia generalizada persistente, caracterizada por um aumento inexplicável e não doloroso de mais do que um grupo de gânglios linfáticos (exceto na virilha) durante mais de três a seis meses.

Embora a maioria dos indivíduos infectados pelo VIH-1 tenha uma carga viral detetável e, na ausência de tratamento, acabe por evoluir para SIDA, uma pequena percentagem (cerca de 5%) mantém níveis elevados de células T $CD4^+$ (células T auxiliares) sem terapia antirretroviral durante mais de 5 anos. Estes indivíduos são classificados como controladores do VIH ou não progressores a longo prazo (LTNP). Outro grupo é o das pessoas que também mantêm uma carga viral baixa ou indetetável sem tratamento antirretroviral, que são conhecidas como "controladores de elite" ou "supressores de elite". Representam aproximadamente 1 em cada 300 pessoas infectadas.

Síndrome de Imunodeficiência Adquirida (SIDA)

A Síndrome da Imunodeficiência Adquirida (SIDA) é definida em termos de uma contagem de células T $CD4^+$ inferior a 200 células por ^L ou da ocorrência de doenças específicas associadas a uma infeção por VIH. Na ausência de tratamento específico, cerca de metade das pessoas infectadas com VIH desenvolvem SIDA no prazo de dez anos. As condições iniciais mais comuns que alertam para a presença de SIDA são a pneumonia por Pneumocystis (40%), a caquexia sob a forma de síndrome de definhamento do VIH (20%) e a candidíase esofágica. Outros sinais comuns incluem infecções recorrentes do trato respiratório.

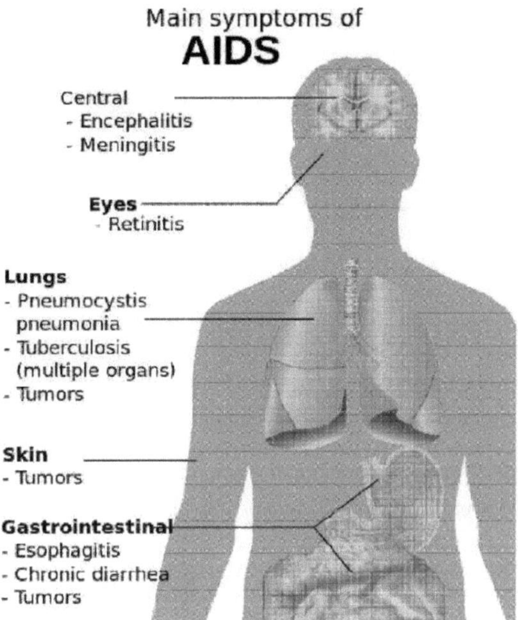

Figura 7 Principais sintomas da SIDA

As infecções oportunistas podem ser causadas por bactérias, vírus, fungos e parasitas que são normalmente controlados pelo sistema imunitário. As infecções que ocorrem dependem em parte dos organismos que são comuns no ambiente da pessoa. Estas infecções podem afetar quase todos os sistemas orgânicos.

As pessoas com SIDA têm um risco acrescido de desenvolver vários cancros induzidos por vírus, incluindo:

O sarcoma de Kaposi, o linfoma de Burkitt, o linfoma primário do sistema nervoso central e o cancro do colo do útero. O sarcoma de Kaposi é o cancro mais comum, ocorrendo em 10 a 20% das pessoas com VIH. O segundo cancro mais comum é o linfoma, que causa a morte de quase 16% das pessoas com SIDA e é o sinal inicial da SIDA em 3 a 4%. Estes dois tipos de cancro estão associados ao vírus do herpes humano. O cancro do colo do útero ocorre mais frequentemente nas pessoas com SIDA devido à sua associação com o papilomavírus humano (HPV).

Além disso, as pessoas com SIDA têm frequentemente sintomas sistémicos, como febres prolongadas, suores (sobretudo à noite), gânglios linfáticos inchados, arrepios, fraqueza e perda de peso. A diarreia é outro sintoma comum presente em cerca de 90% das pessoas com SIDA.

Classificação da infeção pelo VIH

Para efeitos de vigilância, são utilizados dois sistemas principais de estadiamento clínico para classificar o VIH e as doenças relacionadas com o VIH: o sistema de estadiamento da OMS para a infeção e a doença pelo VIH e o sistema de classificação do CDC para a infeção pelo VIH. O sistema de classificação do CDC é mais frequentemente adotado nos países desenvolvidos. Uma vez que o sistema de estadiamento da OMS não requer testes laboratoriais, é adequado às condições de recursos limitados que se verificam nos países em desenvolvimento, onde também pode ser utilizado para orientar a gestão clínica. Apesar das suas diferenças, os dois sistemas permitem uma comparação para fins estatísticos.

A Organização Mundial de Saúde propôs pela primeira vez uma definição de SIDA em 1986. Desde então, a classificação da OMS foi actualizada e alargada várias vezes, tendo a versão mais recente sido publicada em 2007. O sistema da OMS utiliza as seguintes categorias:

- Infeção primária pelo VIH: Pode ser assintomática ou associada a uma síndrome retroviral aguda.
- Fase 1: A infeção pelo VIH é assintomática com uma contagem de células T $CD4^+$ (também conhecida como contagem de CD4) superior a 500/^L. Pode incluir um aumento generalizado dos gânglios linfáticos.
- Fase 2: Sintomas ligeiros que podem incluir pequenas manifestações mucocutâneas e infecções recorrentes do trato respiratório superior. Contagem de CD4 inferior a 500/^L.
- Fase 3: Sintomas avançados que podem incluir diarreia crónica inexplicável durante mais de um mês, infecções bacterianas graves, incluindo tuberculose pulmonar, e uma contagem de CD4 inferior a 350/^L.
- Fase 4 ou SIDA: Sintomas graves que incluem toxoplasmose do cérebro, candidíase do esófago, traqueia, brônquios ou pulmões e sarcoma de Kaposi. Contagem de CD4 inferior a 200/^L.

O Centro de Controlo e Prevenção de Doenças dos Estados Unidos também criou um sistema de classificação do VIH, que foi atualizado em 2008. Este sistema classifica as infecções por VIH com base na contagem de células CD4 e nos sintomas clínicos, e descreve a infeção em três fases:

- Fase 1: Contagem de CD4 > 500 células/^L e ausência de condições que definam a SIDA.
- Fase 2: Contagem de CD4-200 a 500 células/^L e sem condições que definam a SIDA.
- Fase 3: Contagem de CD4 < 200 células/^L ou condições que definem a SIDA.

Para efeitos de vigilância, o diagnóstico de SIDA mantém-se mesmo que, após o tratamento, a contagem de células T CD4+ aumente para mais de 200 por ^L de sangue ou que outras doenças que definem a SIDA sejam curadas.

Sinais de alerta do VIH/SIDA

Sinais de alerta da infeção aguda pelo VIH-1

- Febre
- Perda de peso
- Mialgia
- Tordo
- Dor de cabeça
- Neuropatia
- Linfadenopatia
- Erupção na pele

- Náuseas
- Vómitos

Sinais de alerta da infeção aguda pelo VIH-2

- Encefalite
- Meningite
- Retinite
- Pneumonia
- Tuberculose (Vários Órgãos)
- Tumores (Gastrointestinais, Pulmões, Pele)
- Esofagite
- Diarreia crónica

Prevenção

Contacto sexual

A utilização consistente do preservativo reduz o risco de transmissão do VIH em cerca de 80% a longo prazo. Quando os preservativos são utilizados de forma consistente por um casal em que uma pessoa está infetada, a taxa de infeção pelo VIH é inferior a 1% por ano. Existem algumas provas que sugerem que os preservativos femininos podem proporcionar um nível de proteção equivalente. A aplicação de um gel vaginal contendo tenofovir (um inibidor da transcriptase reversa) imediatamente antes da relação sexual parece reduzir as taxas de infeção em cerca de 40% entre as mulheres africanas. Em contrapartida, a utilização do espermicida nonoxinol-9 pode aumentar o risco de transmissão devido à sua tendência para causar irritação vaginal e rectal. A circuncisão na África Subsariana "reduz a aquisição do VIH por homens heterossexuais entre 38% e 66% em 24 meses". Com base nestes estudos, a Organização Mundial de Saúde e a ONUSIDA recomendaram a circuncisão masculina como método de prevenção da transmissão do VIH de mulher para homem em 2007. A questão de saber se protege contra a transmissão de homem para mulher é controversa e se é benéfica em países desenvolvidos e entre homens que fazem sexo com homens é indeterminada. Alguns peritos receiam que uma baixa perceção da vulnerabilidade entre os homens circuncidados possa provocar um comportamento sexual mais arriscado, anulando assim os seus efeitos preventivos.

Os programas que incentivam a abstinência sexual não parecem afetar o risco subsequente de VIH. A evidência de um benefício da educação pelos pares é igualmente fraca. A educação sexual abrangente fornecida na escola pode diminuir os comportamentos de alto risco. Uma minoria substancial de jovens continua a envolver-se em práticas de alto risco apesar de conhecer o VIH/SIDA, subestimando o seu próprio risco de ser infetado pelo VIH. Não se sabe se o tratamento de outras doenças sexualmente transmissíveis é eficaz na prevenção do VIH.

Pré-exposição

O tratamento com anti-retrovirais de pessoas com VIH cuja contagem de CD4 é superior a 350 células/^L protege 96% dos seus parceiros da infeção. Isto representa uma redução de cerca de 10 a 20 vezes no risco de transmissão. A profilaxia pré-exposição com uma dose diária do medicamento tenofovir, com ou sem emtricitabina, é eficaz numa série de grupos, incluindo homens que fazem sexo com homens, casais em que um deles é seropositivo e jovens heterossexuais em África.

Considera-se que as precauções universais no ambiente dos cuidados de saúde são eficazes para diminuir o risco de VIH. O consumo de drogas intravenosas é um fator de risco importante e as estratégias de redução de danos, como os programas de troca de seringas e a terapia de substituição de opiáceos, parecem ser eficazes na diminuição do risco.

Pós-exposição

Um curso de anti-retrovirais administrado dentro de 48 a 72 horas após a exposição a sangue ou secreções genitais seropositivos é referido como profilaxia pós-exposição. A utilização do agente único zidovudina reduz em cinco vezes o risco de infeção subsequente pelo VIH após um ferimento com uma agulha. O tratamento é recomendado após uma agressão sexual quando se sabe que o agressor é seropositivo, mas é controverso quando o seu estatuto serológico é desconhecido. Atualmente, os regimes de tratamento utilizam normalmente lopinavir/ritonavir e lamivudina/zidovudina ou emtricitabina/tenofovir e podem diminuir ainda mais o risco. A duração do tratamento é geralmente de quatro semanas e está frequentemente associada a efeitos adversos (com a zidovudina em cerca de 70% dos casos, incluindo náuseas em 24%, fadiga em 22%, perturbações emocionais em 13% e dores de cabeça em 9%).

De mãe para filho

Os programas de prevenção da transmissão vertical do VIH (da mãe para o filho) podem reduzir as taxas de transmissão em 92-99%. Isto envolve principalmente a utilização de uma combinação de medicamentos antivirais durante a gravidez e após o nascimento do bebé e inclui potencialmente a alimentação por biberão em vez da amamentação. Se a alimentação de substituição for aceitável, viável, sustentável e segura, as mães devem evitar amamentar os seus bebés; no entanto, se não for esse o caso, recomenda-se a amamentação exclusiva durante os primeiros meses de vida. Se o aleitamento materno exclusivo for praticado, o fornecimento de profilaxia antirretroviral prolongada ao bebé diminui o risco de transmissão.

Vacinação

Até 2014, não existe uma vacina eficaz contra o VIH ou a SIDA. Um único ensaio da vacina RV 144, publicado em 2009, revelou uma redução parcial do risco de transmissão de cerca de 30%, o que estimulou alguma esperança na comunidade científica de desenvolver uma vacina verdadeiramente eficaz. Estão a decorrer mais ensaios com a vacina RV 144.

Princípios da quimioterapia do VIH

O tratamento atual parte do princípio de que todos os aspectos da doença derivam dos efeitos tóxicos diretos do VIH nas células do hospedeiro, principalmente nos linfócitos T $CD4^+$. Este ponto de vista baseia-se em estudos que demonstram a importância da elevada concentração plasmática de ARN do VIH e da baixa contagem de linfócitos $CD4^+$ como factores de previsão da progressão da doença e da mortalidade. A validação veio da evidência de que os regimes de tratamento associados à supressão a longo prazo da replicação do VIH (medida pela diminuição do ARN do VIH no plasma) e à repleção de células CD4 periféricas são clinicamente benéficos. O objetivo da terapia é suprimir ao máximo a replicação do vírus durante o maior tempo possível.

Decidir quando iniciar a terapêutica antirretroviral tem sido uma mudança durante a epidemia. A zidovudina, o primeiro medicamento antirretroviral, foi inicialmente aprovada apenas para doentes com doença avançada e sintomática. Nesta produção, a monoterapia com zidovudina reduziu drasticamente a mortalidade associada ao VIH após apenas 6 meses de tratamento, em comparação com o placebo. O benefício clínico deste medicamento em doentes com doença menos avançada ou sem sintomas foi mais difícil de demonstrar, e dois grandes ensaios comparativos não mostraram qualquer benefício do início precoce *ou* tardio da terapêutica.

Os efeitos anti-retrovirais mais substanciais dos inibidores da protease do VIH e dos NNRTI levaram a um novo olhar sobre o tratamento precoce e generalizado das pessoas infectadas. Uma vez que estes agentes provocam uma diminuição rápida de 99% a 99,9% da concentração plasmática de ARN do VIH (em oposição à diminuição de 70% provocada pela zidovudina), pensou-se que a combinação destes medicamentos com análogos de nucleósidos poderia erradicar o vírus dos indivíduos infectados após apenas alguns anos de tratamento. Uma vez que os agentes mais recentes aumentaram as contagens de células CD4 para níveis normais ou quase normais, algumas pessoas consideraram que a instituição mais precoce da terapêutica poderia preservar o sistema imunitário antes que este pudesse ser ainda mais devastado pelo vírus. O conceito de "atacar cedo, atacar com força" levou muitos doentes a procurar uma terapêutica combinada, independentemente do estádio da doença ou dos sintomas.

Várias conclusões contrariaram este entusiasmo pelo tratamento universal. Em primeiro lugar, uma série de estudos indicou a baixa probabilidade de o VIH poder ser erradicado com a terapia medicamentosa. Vários grupos de investigadores identificaram, de forma independente, um reservatório de células T quiescentes de longa duração que albergam ADN infecioso do VIH integrado no cromossoma do hospedeiro. O VIH infecioso podia ser produzido por estas células quiescentes após ativação química *ex vivo* (e, presumivelmente, se as células fossem activadas por estímulos imunitários *in vivo*), mas a forma não-replicante do genoma viral não era suscetível aos medicamentos. Estimativas recentes sugerem que pelo menos algumas destas células sobreviverão durante décadas e provavelmente durante toda a vida do doente, independentemente do tratamento.

Estudos de história natural mais recentes apontam para o baixo risco de progressão da doença a curto prazo quando a contagem de células CD4 é superior a 350 células/mm^3 ou as concentrações plasmáticas de ARN do VIH são inferiores a 50000 cópias/ml. Os riscos tóxicos da quimioterapia combinada a longo prazo, a necessidade de uma adesão perfeita aos regimes prescritos, a inconveniência de alguns regimes e o elevado custo do tratamento ao longo da vida apontam para uma relação risco-benefício que favorece o tratamento apenas de doentes com contagens baixas de CD4 e/ou carga viral muito elevada. À medida que forem ficando disponíveis regimes medicamentosos mais simples, menos tóxicos e mais bem tolerados, poderá haver um interesse renovado no início mais precoce do tratamento.

A resistência aos medicamentos é também um problema mais vasto e grave do que se imaginava inicialmente. Devido à elevada taxa de mutação do VIH e ao enorme número de viriões infecciosos, é muito provável que qualquer indivíduo infetado seja portador de vírus com mutações de um único aminoácido que conferem um certo grau de resistência a qualquer medicamento antirretroviral conhecido. Consequentemente, o tratamento com um único medicamento antirretroviral provoca inevitavelmente o aparecimento de vírus resistentes aos medicamentos, nalguns casos em poucas semanas. A terapia medicamentosa não causa mutação, mas fornece a pressão selectiva necessária para promover o crescimento de vírus resistentes aos medicamentos que surgem naturalmente. Por conseguinte, é necessária uma combinação de agentes activos para evitar a resistência aos medicamentos, à semelhança das estratégias utilizadas no tratamento da tuberculose. As férias internacionais dos medicamentos, também conhecidas como *interrupções estruturais do tratamento*, permitem que o vírus replique um novo vírus e aumentam o risco de resistência aos medicamentos e de progressão da doença, pelo que não são recomendadas. Isto reflecte a capacidade do vírus de persistir indefinidamente face a uma terapia eficaz. À medida que se acumulam mais dados clínicos de segurança, poderá haver uma maior exploração das interrupções do tratamento como estratégia para reduzir os custos dos medicamentos e a toxicidade em doentes selecionados. Atualmente, toda a terapêutica antirretroviral fora do contexto da investigação é uma terapêutica combinada. A norma atual consiste em utilizar pelo menos três medicamentos em simultâneo durante toda a duração do tratamento. O resultado esperado da terapêutica inicial num doente não tratado anteriormente é uma carga viral indetetável (ARN do VIH no plasma inferior a 50 cópias/ml) no prazo de 24 semanas após o início do tratamento. Em ensaios comparativos prospectivos, os regimes com dois fármacos foram mais eficazes do que os regimes com um único fármaco, e os regimes com três fármacos são ainda mais eficazes. Os modelos matemáticos da replicação do VIH sugerem que três é o número mínimo de agentes necessários para garantir a supressão efectiva a longo prazo da replicação do VIH sem resistência. Um regime que contém um não-nucleósido mais dois inibidores nucleósidos da transcriptase reversa foi tão eficaz como um regime que contém um nucleósido adicional, indicando a equivalência destes regimes de três e quatro fármacos. É frequente a utilização simultânea de quatro ou mais medicamentos em doentes pré-tratados com vírus resistentes aos medicamentos, mas o número de agentes que um doente pode tomar é limitado pela toxicidade e pelos inconvenientes.

A sinergia farmacodinâmica não é provavelmente uma consideração importante na seleção do regime, embora a maioria dos prescritores prefira utilizar medicamentos que ataquem pelo menos dois locais moleculares diferentes. Isto pode incluir inibidores nucleósidos da transcriptase reversa que visam o local ativo da enzima combinados com um inibidor não nucleósido que se liga a um local diferente na mesma enzima ou um inibidor de uma enzima diferente, a protease do VIH. Os regimes de tratamento têm uma eficácia semelhante a longo prazo. No entanto, um regime de três fármacos que contenha uma única classe de fármacos não é tão eficaz como um regime de duas classes em doentes virgens de tratamento. Num grande ensaio aleatório e controlado, 89% dos doentes que tomavam dois análogos de nucleósidos mais um NNRTI tinham um ARN do VIH no plasma indetetável às 32 semanas, em comparação com 79% dos que tomavam três nucleósidos. Ainda não se sabe se isto reflecte a inferioridade de atacar apenas um único alvo viral ou a inferioridade dos medicamentos específicos envolvidos. No entanto, o entusiasmo pela terapia de classe única é atualmente limitado. Os regimes que contêm três ou quatro classes de medicamentos diferentes estão reservados para os doentes com experiência de tratamento que falharam vários regimes anteriores. Este facto reconhece a vantagem de reservar pelo menos uma classe de medicamentos para tratamento futuro em caso de insucesso.

A falência de um regime antirretroviral implica um aumento persistente das concentrações plasmáticas de ARN do VIH num doente anteriormente indetetável, apesar da continuação do tratamento, ou a não redução significativa do ARN do VIH num doente que tenha tomado um regime prescrito durante mais de 12 semanas. Isto indica que existe resistência; as estirpes resistentes permanecem nos tecidos indefinidamente, mesmo que o vírus resistente possa não ser detetável no plasma. A seleção de novos agentes é informada pelo historial de tratamento do doente, bem como pelo teste de resistência viral, de preferência obtido enquanto o doente ainda está a tomar um regime falhado para facilitar a recuperação adequada e a caraterização do vírus do doente. O insucesso do tratamento exige geralmente a implementação de uma combinação de medicamentos completamente nova. A adição de um único agente a um regime de três fármacos é por vezes utilizada como forma de intensificação do tratamento para doentes cuja carga viral diminuiu mas não é indetetável. No entanto, a adição de um único agente eficaz a um regime falhado é uma monoterapia funcional se o doente for resistente a todos os medicamentos do regime.

O risco de falhar um regime depende da percentagem das doses prescritas tomadas num determinado período de tratamento. Após uma mediana de 6 meses de tratamento, o insucesso virológico ocorreu em 22% dos que tomaram 95% ou mais das suas doses anti-retrovirais, mas em mais de metade dos que tomaram menos de 95% da dose prescrita. Este facto coloca uma importante carga educativa sobre o prestador de cuidados de saúde e exige uma responsabilidade excecional por parte do doente. A resistência devida a uma fraca adesão é provavelmente inevitável para um vírus que é persistente, prolífico e propenso a erros na sua replicação, porque estas três qualidades quase garantem a resistência aos medicamentos se estes não forem tomados como recomendado. Apesar da disponibilidade de medicamentos altamente eficazes e bem tolerados, o sucesso a longo prazo, tal como definido pela percentagem de doentes com ARN do VIH indetetável no plasma ao fim de um ano, é de apenas 30% a 50% nos doentes tratados fora dos ensaios clínicos nos Estados Unidos. Esta eficácia relativamente baixa reflecte, em parte, o tipo de doente observado em contextos de cuidados clínicos urbanos, mas também indica o grau extremo de adesão aos medicamentos prescritos, necessário para manter a supressão do VIH.

Uma preocupação recente da terapêutica a longo prazo é o desenvolvimento de uma síndrome metabólica caracterizada por resistência à insulina, redistribuição da gordura e hiperlipidemia, conhecida como *síndrome da lipodistrofia* do VIH. A lipodistrofia ocorre em 10% a 40% dos doentes tratados e tem sido observada com a maioria das combinações de medicamentos utilizadas em ensaios clínicos. A patogénese é algo misteriosa, mas envolve alterações fenotípicas e metabólicas semelhantes às observadas noutras síndromes de lipodistrofia humana. As caraterísticas clínicas incluem perda de gordura periférica (lipoatrofia), acumulação central de gordura, incluindo aumento do tamanho dos seios e da corcunda de búfalo, resistência à insulina e hiperglicemia, e elevações do colesterol e dos triglicéridos séricos. A mudança de um regime de medicamentos para outro pode não reverter os sintomas, o que realça a sua natureza ubíqua e o possível papel da infeção pelo VIH *per se*. O tratamento é dirigido aos sintomas e deve incluir o controlo da hiperlipidemia, tal como recomendado pela American Heart Association. A lipodistrofia tem sido associada a um aumento do risco de enfarte do miocárdio em doentes controlados virologicamente, o que realça a importância da redução dos factores de risco cardiovascular.

Fitoterapia: A utilização de plantas ou materiais à base de plantas para tratar doenças.

A história e a popularidade das terapias à base de plantas

As terapias à base de plantas são utilizadas desde a antiguidade. Os Neandertais foram enterrados com colecções de plantas que hoje sabemos terem propriedades medicinais. Os povos primitivos devem ter descoberto estes benefícios através de um processo de tentativa e erro que durou séculos. Com cada geração, o conhecimento de uma comunidade sobre os medicamentos à base de plantas foi aumentando. Esse conhecimento continua a crescer atualmente em áreas do mundo onde as culturas indígenas sobreviveram às influências destrutivas da sociedade moderna. Noutras regiões do mundo, a informação sobre as ervas foi escrita e organizada em grandes textos de tratamento - as farmacopeias - que especificavam como cada erva devia ser preparada e como podia ser utilizada no tratamento. As ervas selecionadas e a forma como as suas utilizações eram explicadas dependiam do entendimento que uma determinada comunidade tinha da doença. Por exemplo, os mediterrânicos usavam o alho para afastar os espíritos malignos que acreditavam causar diarreia, enquanto os chineses usavam o alho para doenças que descreviam como perturbações do baço e dos rins.

Atualmente, as pessoas são atraídas pelas terapias à base de plantas por muitas razões, sendo a mais importante o facto de, tal como os nossos antepassados, acreditarmos que elas nos ajudarão a ter uma vida mais saudável. As pessoas que vivem com VIH/SIDA podem tomar alho porque estudos bioquímicos da planta identificaram compostos contendo enxofre que podem destruir parasitas no intestino. Também podem tomar alho porque funcionou bem para um amigo com diarreia ou porque o seu médico de medicina chinesa disse que um desequilíbrio no *Qi* (força vital) do seu baço resultou em problemas digestivos. As pessoas que vivem com o VIH misturam frequentemente diferentes tipos de informação para tomar decisões sobre tratamentos à base de plantas. Em muitos casos, aplicam informações que foram recolhidas muito antes de se conhecer a doença do VIH.

Muitas vezes, as perguntas sobre as ervas não têm resposta. Esta realidade soará familiar às pessoas seropositivas cujas vidas estão cheias de perguntas sem resposta e de escolhas que têm de ser feitas sem toda a informação desejada. Muitas pessoas com VIH exploram continuamente os medicamentos à base de plantas em busca de tratamentos que ajudem a reconstruir o sistema imunitário, a tratar os efeitos secundários dos medicamentos e as doenças relacionadas com o VIH e talvez até a combater o VIH. Este livro analisa algumas das terapias à base de plantas que as pessoas seropositivas estão a experimentar e fornece breves visões gerais de cada tratamento. Não pretendemos recomendar nenhuma destas terapias; em vez disso, esperamos oferecer às pessoas que vivem com VIH um ponto de partida para aprenderem sobre tratamentos à base de plantas.

Interações entre ervas e medicamentos

Quando as terapias à base de plantas e os medicamentos (com ou sem receita médica) são utilizados em conjunto, podem interagir no seu corpo, causando alterações na forma como as ervas e/ou os medicamentos funcionam. Estas alterações são designadas por interações medicamentosas com ervas. As interações entre ervas e medicamentos podem ter impacto na sua saúde e na eficácia dos seus tratamentos. Por exemplo, algumas terapias à base de plantas podem:

- Aumentar os efeitos secundários dos medicamentos, podendo levar à toxicidade.
- Diminuir o efeito terapêutico dos medicamentos, podendo levar ao fracasso do tratamento. (No caso da terapia antirretroviral altamente ativa [HAART], esta interação pode também causar resistência aos medicamentos, limitando assim as futuras opções de tratamento).
- Modificar a ação dos medicamentos, podendo levar a complicações inesperadas.
- Aumentar o efeito terapêutico dos medicamentos, podendo levar a um excesso de medicação.

Da mesma forma, os medicamentos sujeitos e não sujeitos a receita médica podem alterar a forma como o seu corpo reage aos fitoterápicos.

Não é possível fazer uma lista de todas as interações medicamentosas com ervas, que podem ter impacto nas pessoas que vivem com VIH/SIDA. Aqui estão apenas algumas interações importantes das quais deve estar ciente.

Interações gerais

As PHAs devem ser cautelosas quanto à mistura de ervas e medicamentos em qualquer uma das seguintes situações:

- A terapia à base de plantas pode alterar a digestão e as funções dos rins e do fígado.
- A terapia à base de plantas tem efeitos secundários semelhantes aos da terapia medicamentosa.
- A terapia com ervas e a terapia com medicamentos são utilizadas para tratar a mesma doença.
- Existe uma deficiência ou lesão subjacente no estômago, fígado ou rins em resultado de doença ou de reacções adversas a medicamentos.

Terapias à base de plantas utilizadas por pessoas que vivem com VIH

Esta secção contém breves visões gerais de ervas específicas frequentemente utilizadas por pessoas com VIH. Muitas das ervas desta secção (particularmente as provenientes da medicina ayurvédica e da medicina tradicional chinesa) são normalmente utilizadas em combinação com outras. De facto, toda a informação clínica que temos sobre estas ervas envolve a sua utilização em combinações, e pode não ser apropriado utilizar qualquer erva isoladamente.

Aloé vera

O Aloé vera é uma planta tropical cultivada em muitas casas. A substância gelatinosa que se encontra nas folhas é utilizada para tratar queimaduras e cortes ligeiros. Também pode ser utilizada para tratar problemas de pele associados ao VIH e aos medicamentos anti-VIH. Tal como acontece com as queimaduras ou cortes, o sumo de uma planta fresca pode ser aplicado diretamente na pele afetada. É possível comprar óleos e cremes que contêm aloé vera para tratar a pele seca e outras manchas cutâneas. A planta também é utilizada internamente como laxante e para fortalecer o trato digestivo. O aloé vera também pode ser útil contra as úlceras.

A substância amarga presente nas folhas da planta do aloé vera, frequentemente designada por aloé amargo, foi aprovada como laxante em vários países europeus. O acemannan é um açúcar complexo extraído da planta do aloé vera. Está aprovado para uso veterinário nos Estados Unidos, nomeadamente para a leucemia felina, que é causada por um retrovírus, tal como o VIH. Algumas pessoas com VIH tentaram utilizar o acemannan e outros produtos concentrados de aloé para tratar a infeção pelo VIH. No tubo de ensaio, alguns estudos mostraram que o acemannan inibe o vírus HIV e faz com que algumas células imunitárias funcionem mais eficazmente. Mas um pequeno estudo realizado na Colúmbia Britânica em pessoas com VIH não mostrou qualquer benefício do tratamento com acemannan. Alguns herboristas consideram que a utilização da planta inteira pode ser uma abordagem mais útil, mas não existem estudos que utilizem a erva inteira para tratar o VIH.

O Aloé vera está disponível em cápsulas e nas formas líquida e em pó. Mais de 30 gramas por dia podem causar diarreia, especialmente se o produto contiver glucósidos de antroquinona. Para reduzir o risco de diarreia, evite produtos vendidos como laxantes ou estimulantes do fígado.

Andrographis

A Andrographis paniculata é uma planta daninha que se encontra principalmente na Índia, na Tailândia e na Indonésia. É um tratamento antiviral que também parece ser benéfico para o sistema imunitário. Um medicamento chamado AndroVir, que foi extraído da Andrographis paniculata, foi patenteado pela pequena empresa farmacêutica Paracelsian Inc. Num pequeno grupo de indivíduos, ensaios preliminares mostraram aumentos nas contagens de CD4+ e uma diminuição de 30 por cento na carga viral após nove semanas de utilização do AndroVir. Uma vez que a terapia antirretroviral altamente ativa se revelou muito mais eficaz no tratamento da infeção pelo VIH, o Androvir deixou de suscitar grande interesse. O medicamento não está disponível no Canadá, mas a planta seca, que tem os nomes *chuan-xin-lian*, *chuan-hsin-lien*, *i-chien- hsi* e vários outros, pode ser obtida através de um ervanário chinês.

Ashwagandha

Ashwagandha (*Withania somnifera*) é um tratamento ayurvédico feito a partir das folhas de um arbusto perene originário da Índia. Os seus ingredientes activos são chamados withanolides. O ashwagandha é por vezes designado por ginseng indiano, porque os dois têm propriedades medicinais semelhantes. O Ashwagandha, tal como o ginseng, é considerado uma erva tónica, e ambos são conhecidos como adaptogénicos - substâncias que normalizam a função do corpo e o ajudam a lidar com a doença e o stress. Estudos recentes em animais apoiam a utilização da ashwagandha como uma ferramenta para ajudar o corpo a lidar com o stress. Tradicionalmente, esta erva é prescrita principalmente para os homens; o shatvari (abordado mais adiante neste guia) é utilizado para as mulheres.

Na medicina ayurvédica, a ashwagandha é utilizada para combater a fraqueza devida à idade avançada, ao esgotamento nervoso e ao excesso de trabalho. Também tem sido utilizada para tratar a doença de Alzheimer e a esclerose múltipla. A ashwagandha tem a reputação de nutrir e clarificar a mente, acalmar e fortalecer os nervos e promover um sono reparador. Diz-se também que rejuvenesce o ojas ou medula óssea. Os médicos ayurvédicos prescrevem a ashwagandha para rejuvenescer o sistema imunitário das pessoas seropositivas. Estudos realizados em animais mostraram que a erva melhora as respostas imunitárias dos ratos que recebem medicamentos imunossupressores e ajuda os ratos a resistir a tumores e outros cancros. Não existem, no entanto, estudos específicos sobre o VIH. A Ashwagandha pode também ajudar a tratar a perda de massa muscular, que está associada ao VIH. De facto, os médicos ayurvédicos prescrevem frequentemente a erva para tratar a perda de peso em homens com baixa testosterona. A ashwagandha está também a tornar-se um aditivo cada vez mais popular nas fórmulas de construção muscular, mas os seus efeitos não foram estudados em ensaios clínicos.

Os médicos não recomendam a utilização contínua da terapia imunitária. Em vez disso, a terapia imunológica é geralmente prescrita em ciclos - um mês de uso e um mês de descanso. Embora a ashwagandha não tenha efeitos secundários conhecidos, geralmente não é recomendada para mulheres grávidas ou a amamentar porque o seu impacto durante a gravidez não é conhecido. A ashwagandha é por vezes utilizada como um sedativo ligeiro e pode provocar sono. A erva está disponível na forma de pó e pode ser comprada como chá, tintura ou cápsula. As suas sementes cruas podem ser tóxicas, pelo que deve ser preparada por um profissional experiente.

Astrágalo

O astrágalo *(Astragalus membranaceus)* é um estimulante da medula óssea que pode ser adquirido isoladamente ou em muitas combinações de ervas chinesas. A maior parte da informação clínica sobre o astrágalo provém de estudos em que este é utilizado com outras ervas. Na China, o astrágalo é utilizado em combinações que tratam a supressão das células imunitárias após a quimioterapia contra o cancro. Na prática tradicional chinesa, o astrágalo, ou *huang-qi*, é descrito como um tónico yang, e muitas das ervas deste grupo parecem ser benéficas para o sistema imunitário. (*Yang* é definido como função vital na medicina tradicional chinesa).

O astrágalo, utilizado para tratar a hepatite B e outras infecções virais, foi uma das primeiras ervas a ser identificada como um tratamento potencialmente útil para o VIH. Os praticantes da medicina chinesa foram os primeiros a identificá-la como tal. Embora nenhum ensaio tenha estudado especificamente esta erva no tratamento de pessoas seropositivas, os estudos do astrágalo em pessoas com outras infecções virais mostraram um aumento das células imunitárias.

O astrágalo é vendido em cápsulas e tinturas em ervanárias chinesas, lojas de produtos naturais e clubes de compradores. Pode provocar gases, inchaço, tensão arterial baixa e aumento da frequência urinária, mas os efeitos secundários são raros quando é tomado em doses moderadas. Se comprar um produto de venda livre, siga cuidadosamente a informação sobre a dosagem na parte lateral do frasco, porque a quantidade de ingrediente ativo fornecida pelos diferentes fabricantes varia muito. Doses mais elevadas podem ser imunossupressoras. O Astragalus é idealmente utilizado em combinação com outras ervas, como a *codonopsis pilosa*, que tenham sido prescritas individualmente por médicos de medicina chinesa. O astrágalo pode provocar a dilatação (expansão) dos vasos sanguíneos. As pessoas com sangue fino ou que estejam a tomar anticoagulantes devem, por isso, utilizar este produto com precaução.

Atractylodes

Baizhu é o nome chinês da raiz da planta *Atractylodes macrocephala* e é quase sempre utilizada em combinação com outras ervas. A Atractylodes é um componente comum das terapias imunitárias e uma parte importante de várias fórmulas utilizadas na medicina tradicional chinesa para tratar perturbações digestivas como a diarreia, os gases e o inchaço. Em estudos chineses, as fórmulas que contêm Atractylodes mostraram melhorar o tempo de sobrevivência de pessoas com cancro do estômago quando utilizadas em combinação com quimioterapia. Estas fórmulas aumentam igualmente a imunidade mediada por células em ratos. Os seropositivos utilizam a Atractylodes para ajudar a aumentar o peso corporal e a força muscular, reduzir a diarreia e melhorar a função imunitária. O Atractylodes pode reduzir a função plaquetária, pelo que pode ser perigoso utilizá-lo se as plaquetas estiverem baixas ou se tiveres problemas de hemorragias nasais ou menstruais intensas. Caso contrário, deve ser utilizado como parte de uma fórmula de medicina tradicional chinesa e não como uma erva isolada.

Garra de gato

A unha-de-gato *(Uncaria tomentosa)* é feita a partir da casca interna de uma videira peruana e tem sido utilizada pelos povos indígenas há séculos para tratar uma variedade de doenças. A sua utilização mais amplamente promovida é a de melhorar a função imunitária, particularmente a função dos macrófagos, que são células que engolfam os germes invasores. A planta pode também possuir propriedades antioxidantes que ajudam a evitar que as toxinas se alojem nos tecidos. A unha-de-gato, também chamada *uña de gato*, também pode aumentar a contagem de CD4+ de uma pessoa. Um pequeno estudo que usou a erva para tratar pessoas com VIH foi feito antes da HAART (terapia antirretroviral altamente ativa) estar disponível.

O estudo mostrou pequenos aumentos nas contagens de CD4+ das pessoas que tomaram unha-de-gato, e esses aumentos aumentaram lentamente durante um longo período de tempo (pelo menos quatro a seis meses). Até à data, um fabricante de unha-de-gato utilizou os resultados deste estudo na sua literatura promocional. Estes resultados não foram, no entanto, publicados numa revista médica. Embora a unha-de-gato possa ser útil contra alguns tipos de cancro, estudos mais recentes em tubos de ensaio sugerem que pode enfraquecer a imunidade mediada por células - a parte do sistema imunitário já danificada nas pessoas com VIH. Por esta razão, alguns investigadores começam a questionar a utilização da unha-de-gato em pessoas seropositivas.

A unha-de-gato está disponível em cápsulas, pós, tinturas e como extrato altamente concentrado. Por se tratar de uma planta em vias de extinção, o governo do Peru restringiu a sua recolha. Esta realidade aumentou a possibilidade de ser substituída por outras plantas em alguns produtos. Infelizmente, algumas das plantas que mais frequentemente substituem a unha-de-gato suprimem o sistema imunitário. Tradicionalmente usada como contracetivo e para infecções do trato urinário, a unha-de-gato não tem efeitos secundários relatados, mas as mulheres grávidas ou que desejam engravidar devem evitá-la. A erva é processada no corpo pelas mesmas enzimas utilizadas por muitos medicamentos anti-retrovirais, incluindo os inibidores da protease. Embora não tenham sido registados casos de aumento dos efeitos secundários dos medicamentos associados à utilização da unha-de-gato, o risco potencial existe.

Equinácea

A equinácea *(Echinacea purpurea, Echinacea angustifolia, Echinacea pollida* e várias outras espécies*)* é uma planta norte-americana utilizada há séculos pelos curandeiros nativos da América do Norte. Está amplamente disponível e é promovida como uma forma de reforçar o sistema imunitário e tratar a constipação comum.

Ancião

O sabugueiro *(Sambucus nigra)* é um arbusto com bagas azuladas que cresce em toda a Europa. A casca da planta é a parte medicinal mais utilizada, mas as suas folhas, raízes, bagas e flores também podem ter efeitos medicinais. O sabugueiro é utilizado principalmente para tratar constipações e outras doenças respiratórias. Uma vez que pelo menos um pequeno estudo mostra que melhora os sintomas da gripe, e dada a sua utilização tradicional contra doenças virais, algumas pessoas que vivem com o VIH esperam que também possa ajudar a limitar os efeitos da infeção pelo VIH. Estudos em tubos de ensaio sugerem que o sabugueiro pode retardar a produção do HIV, mas poucos trabalhos específicos sobre o HIV foram realizados. O sabugueiro pode ajudar a relaxar ou até mesmo fazer dormir. Geralmente é preparado como chá, embora também existam cápsulas disponíveis. O sabugueiro provoca suores (o que faz parte do seu efeito medicinal) e pode fazer com que se urine com mais frequência. Pode também atuar como laxante. No entanto, se ocorrer diarreia, deve parar de tomar o sabugueiro.

As mulheres grávidas podem querer evitar o sabugueiro, porque estudos efectuados em ratos que receberam doses muito elevadas mostraram que a planta causou alguns danos ao feto. O sabugueiro é considerado seguro para utilização como aromatizante alimentar tanto na Europa como na América do Norte.

Alho

O alho *(Allium sativum)* tem sido utilizado em todo o mundo para tratar uma variedade de infecções. As pessoas seropositivas podem utilizá-lo para tratar doenças associadas ao VIH, incluindo infecções fúngicas como a candidíase e parasitas como o cryptosporidium, que podem causar diarreia grave. Também pode ser utilizado para prevenir a recorrência destas infecções e pode ser tomado em combinação com tratamentos utilizados para tratar infecções fúngicas ou parasitárias. O alho pode ser ativo contra o VIH e pode ajudar a estimular alguns componentes do sistema imunitário. Alguns ensaios clínicos envolvendo seres humanos mostraram que o alho reduz o colesterol e os triglicéridos, mas outros estudos contestam este efeito. O alho, nas formas crua e processada, interage com os inibidores da protease e pode interagir com alguns outros medicamentos sujeitos a receita médica. Esta interação pode ter um impacto significativo na sua saúde, aumentando os efeitos secundários. Também pode enfraquecer a eficácia dos medicamentos para o VIH, levando ao fracasso do tratamento, à resistência aos medicamentos e à redução das opções de tratamento futuro. Não se espera que alguns dentes de alho cozidos, utilizados como aromatizantes de alimentos, causem interações.

O alho fresco é mais potente quando consumido cru e é também barato e está amplamente disponível. O alho também está disponível em cápsulas e como extrato envelhecido. Se não gostar do seu cheiro, pode utilizar cápsulas sem ou com pouco cheiro. O alho pode irritar o trato digestivo e causar perturbações gástricas, especialmente quando tomado em doses elevadas ou com o estômago vazio. Há razões para crer que também pode ser perigoso para quem tem plaquetas baixas, como os hemofílicos, e para outras pessoas que têm hemorragias nasais ou menstruais intensas. A razão é que pode desfazer coágulos sanguíneos e impedir a aglutinação de plaquetas em pessoas com certas formas de doença cardíaca.

Gengibre

O gengibre *(Zingiber officinale*) - a raiz de uma erva que cresce em todos os trópicos - é comummente utilizado na cozinha asiática e é um componente do refrigerante ginger ale. O gengibre é utilizado na medicina chinesa há centenas de anos. É utilizado principalmente para combater as náuseas e outros problemas gastrointestinais. Estudos demonstraram que pode ser um tratamento eficaz para os enjoos matinais e as náuseas pós-operatórias. As pessoas com VIH podem utilizar o gengibre para combater as náuseas associadas aos tratamentos medicamentosos, embora esta utilização não tenha sido estudada. Estudos envolvendo animais sugerem que a planta pode ser útil na redução do colesterol. O gengibre é um forte antioxidante (assim como as vitaminas C e E), o que significa que ajuda a neutralizar os radicais livres, que são moléculas altamente activas que podem causar danos ao corpo. O gengibre fresco é preferível, mas pode ser utilizado na forma seca. O gengibre seco está disponível em cápsulas e ambas as formas podem ser preparadas para fazer um chá. O gengibre pode ajudar a reduzir a formação de coágulos sanguíneos, impedindo a aglutinação de plaquetas, o que pode torná-lo útil contra certas formas de doença cardíaca. No entanto, para pessoas com níveis baixos de plaquetas, o gengibre pode representar um risco. Também pode ser problemático para quem tem hemorragias nasais ou sangramento menstrual intenso. O gengibre seco, especificamente, pode elevar a tensão arterial em pessoas com tendência para a tensão alta. Em teoria, o gengibre também pode aumentar os efeitos dos barbitúricos.

Gingko Biloba

O Gingko biloba é uma árvore asiática comum que cresce em grande parte da América do Norte. Na medicina chinesa, o fruto da planta gingko é utilizado para tratar certas doenças pulmonares. As preparações isoladas da semente podem ser úteis em infecções fúngicas, bacterianas e virais. O gingko biloba pode também ajudar a aumentar a circulação sanguínea e é muito utilizado na Europa para tratar doenças associadas à aterosclerose (endurecimento das artérias) e à perda de memória nos idosos. (As células cerebrais e nervosas são especialmente vulneráveis à restrição do fluxo de sangue e oxigénio). A planta é também utilizada para tratar a depressão e a impotência resultante de problemas de circulação. É reconhecida como um antioxidante, o que significa que ajuda a neutralizar os radicais livres - essas moléculas altamente activas que podem causar danos ao corpo.

Embora a utilização do gingko para tratar a demência relacionada com a SIDA não tenha sido estudada, muitas pessoas seropositivas utilizam-no para tratar e prevenir esta doença, bem como a perda de memória. Estudos efectuados em pessoas que sofreram acidentes vasculares cerebrais ou que sofrem da doença de Alzheimer mostraram que o ginkgo melhora significativamente os sintomas de perda de memória e confusão. Estudos efectuados em animais mostraram que pode reduzir certos tipos de danos nos tecidos resultantes de um AVC. Devido à sua popularidade na Europa, o gingko tem sido objeto de estudos alargados. (É responsável por mais de um por cento de todas as receitas escritas em França e na Alemanha). Nas mais de 1.000 pessoas incluídas numa revisão desses ensaios, os efeitos secundários foram muito raros - perturbações gástricas e dores de cabeça foram os mais comuns. O Gingko é utilizado para tratar problemas de circulação porque impede a aglutinação de plaquetas. Por este motivo, pode ser perigoso para pessoas com plaquetas baixas ou com problemas de hemorragias nasais ou menstruação abundante. Vários estudos de caso relataram hemorragias espontâneas em pessoas que utilizam ginkgo. O extrato de Ginkgo biloba é normalmente vendido em cápsulas ou comprimidos normalizados com 24% de heterósidos de ginkgo (também designados por glicosídeos de flavona). As sementes de gingko são tóxicas e não devem ser consumidas.

Ginseng

A informação sobre o ginseng é muitas vezes confusa porque a erva apresenta-se sob várias formas diferentes. *O Panax ginseng* (frequentemente designado por ginseng coreano ou asiático) é uma raiz muito utilizada na medicina chinesa e pode ser processada de diferentes formas. Cozinhando a raiz a vapor, obtém-se o ginseng vermelho; secando-a e retirando-lhe o revestimento exterior, obtém-se o ginseng branco. O ginseng da América do Norte *(Panax quinquefolium)* está intimamente relacionado com o Panax ginseng e não será aqui abordado separadamente. O ginseng siberiano *(Eleutherococcus senticosus)* pertence botanicamente à mesma família, mas tem propriedades um pouco diferentes.

Os herboristas chineses chamam ao ginseng siberiano wujia. Em todos os casos, a raiz da planta é a parte utilizada para fins medicinais. O ginseng não deve ser tomado durante períodos de tempo prolongados. Doses elevadas ou o uso prolongado de ginseng siberiano e panax podem elevar a tensão arterial, bem como causar ansiedade e insónias. Algumas pessoas referem insónias mesmo quando tomam doses mais baixas, pelo que o ginseng não deve ser tomado imediatamente antes de dormir. Ambas as formas de ginseng podem interagir com uma série de medicamentos comuns, incluindo o ácido acetilsalicílico e os corticosteróides. As pessoas que tomam ginseng também podem precisar de aumentar as doses regulares de vitaminas B1, B2 e C, e doses elevadas de panax ginseng podem suprimir o sistema imunitário. Devido a estas possibilidades, pode ser melhor utilizar produtos de ginseng (panax ginseng, em particular) sob os cuidados de um profissional qualificado de medicina tradicional chinesa. Nenhuma forma de ginseng deve ser utilizada durante a gravidez. Tal como a maioria dos produtos à base de plantas, não se sabe se o ginseng interage com os medicamentos anti-retrovirais.

Goldenseal

A Goldenseal *(Hydrastis canadensis)* é feita a partir das raízes de uma planta nativa da América do Norte. A raiz amarela desta planta é utilizada pelos povos aborígenes há séculos, tanto como corante para vestuário como planta medicinal para tratar infecções dos olhos, dos ouvidos e do trato respiratório superior. A Goldenseal contém substâncias chamadas alcalóides. A berberina é o mais importante dos alcalóides e é o principal responsável pelos efeitos medicinais da planta. O Goldenseal está em vias de extinção e o produto é muito caro. É frequentemente utilizada em combinação com a equinácea. Existem várias fontes de berberina à base de plantas mais baratas. *A bérberis (Berberis vulgaris)* é um arbusto europeu que cresce atualmente na América do Norte. A uva do Oregon *(Mahonia aquifolium)* também era utilizada medicinalmente pelos aborígenes, e o fio de ouro *(Coptis trifolia)* é utilizado pelos praticantes da medicina tradicional chinesa. A berberina contida nestas plantas pode ser utilizada para tratar infecções da garganta, como a faringite estreptocócica e as aftas. Também pode ser utilizada para tratar a diarreia causada por parasitas e infecções fúngicas. Em casos de diarreia grave, esta planta pode

A berberina pode causar fraqueza e perda de peso em pessoas seropositivas, pelo que deve ser utilizada em conjunto com outros tratamentos. *O livro The Healing Power of Herbs* contém relatórios de vários estudos indianos que envolvem a berberina e pessoas com diarreia devido ao parasita giardia.

Num estudo realizado em crianças seronegativas para o VIH, a berberina aliviou os sintomas da diarreia de forma mais eficaz do que o antibiótico metronidazol *(Flagyl)*, mas foi menos eficaz na eliminação da infeção. Noutro estudo em adultos, a berberina e os antibióticos em conjunto eliminaram a infeção mais rapidamente do que os antibióticos isolados. O Goldenseal também pode ser útil em casos de desordem hepática e cirrose. As ervas que contêm berberina estão mais frequentemente disponíveis em cápsulas, embora possam ser feitos chás e tinturas a partir das raízes secas. Não devem ser utilizadas por mulheres grávidas. Outras pessoas devem seguir cuidadosamente as instruções de dosagem, e as ervas não devem ser usadas continuamente por mais de sete dias. Uma vez que doses elevadas destas plantas podem suprimir o sistema imunitário, é melhor consultar um médico experiente para obter aconselhamento sobre a dosagem e a utilização das ervas.

utilização. Doses elevadas podem também causar náuseas, vómitos e formigueiro nas mãos e nos pés (conhecido como neuropatia). As plantas que contêm berberina podem também interferir com o metabolismo das vitaminas B. A utilização prolongada de berberina pode afetar negativamente os intestinos.

Semente de toranja

O extrato de sementes de toranja é obtido a partir da trituração e moagem das sementes de toranja. É um líquido muito ácido com um sabor amargo. Este extrato é utilizado comercialmente para esterilizar alguns alimentos para animais e para desinfetar superfícies em hospitais. Quando vendido para uso doméstico, é normalmente combinado com glicerina vegetal para o tornar menos ácido. Pode ser diluído com água e utilizado para lavar legumes e outros produtos para evitar a intoxicação alimentar e a deterioração. A semente de toranja também pode ser utilizada para prevenir a levedura e outras infecções gastrointestinais. Para tratar estas infecções, as pessoas normalmente adicionam algumas gotas de extrato de semente de toranja a pelo menos quatro onças de sumo ou outra bebida, duas vezes por dia. O extrato diluído também pode ser aplicado na pele para tratar verrugas, impetigo e herpes labial. Embora o extrato de semente de toranja tenha sido estudado como desinfetante, não existem estudos sobre a sua utilização terapêutica. O extrato de sementes de toranja é geralmente vendido para uso pessoal sob a marca Nutribiotic, mas pode estar contido em sabonetes, loções e pastas de dentes sob a marca Citricidal. O uso prolongado de sementes de toranja pode afetar negativamente os intestinos.

O sumo de toranja interage com muitos medicamentos sujeitos a receita médica e não sujeitos a receita médica, incluindo medicamentos anti-retrovirais. Não se sabe se a ingestão de extrato de semente de toranja também pode causar interações.

Grande Celandine

A celidônia *(Chelidonium majus)* é uma planta com flor nativa da Europa, de algumas partes da Ásia e do leste do Canadá. É mais frequentemente utilizada como tratamento para a indigestão e outros problemas digestivos. As suas flores são o seu principal componente medicinal, mas a sua raiz também pode ter efeitos anti-cancerígenos e ser útil para pessoas com sarcoma de Kaposi. Os efeitos anti-tumorais da celandine podem dever-se à sua influência no sistema imunitário. Pode também ter efeitos imunomoduladores benéficos para os seropositivos. Os estudos da versão chinesa da celandina efectuados em animais e, pelo menos, um estudo que envolveu seres humanos, mostraram um benefício contra tumores sólidos. Ukrain, um tratamento injetável derivado da celandina, foi utilizado num pequeno estudo pelos seus fabricantes para tratar o sarcoma de Kaposi. Neste estudo com dois pacientes, as lesões diminuíram e a contagem de células T aumentou. As flores secas de celandine podem ser encontradas em ervanárias e em médicos chineses. Normalmente, apresentam-se sob a forma de tintura, decocção ou infusão. Quando a erva é tomada em doses modestas, não se sabe se causa efeitos secundários. No entanto, as doses excessivas podem causar náuseas, vómitos e diarreia com sangue. Muitas pessoas ficam com erupções cutâneas quando a erva fresca entra em contacto com a pele. Uma fonte sugere que a celandine pode alterar o metabolismo de outros tratamentos. Tendo em conta estas possibilidades, é provavelmente sensato que as pessoas que desejem utilizar a celandine trabalhem em estreita colaboração com um herborista com experiência no tratamento de pessoas com VIH.

Guggul

O guggul *(Commiphora mukul)* é a resina de um arbusto espinhoso originário da Índia e da Arábia. É utilizada em vários medicamentos ayurvédicos para aumentar os glóbulos brancos e normalizar os níveis de lípidos, bem como o apetite. É igualmente utilizada para tratar problemas respiratórios e o inchaço associado à artrite. Os ensaios clínicos com gugulipid, um extrato normalizado da planta guggul, mostraram resultados mistos na redução dos níveis de colesterol e de triglicéridos. (Na Índia, é aprovado como medicamento para este fim). Nenhum estudo examinou a utilização do gugulipid em pessoas seropositivas com estes sintomas. Também não se sabe se o gugulipid interage com algum dos medicamentos utilizados pelos PHAs. O guggul em bruto pode causar erupções cutâneas e perturbações gastrointestinais, como diarreia e náuseas. Os mesmos efeitos secundários foram observados em pessoas que utilizam o extrato padronizado, mas parecem ocorrer com menos frequência. Aconselha-se também cautela para pessoas que sofrem de distúrbios da tiroide.

Hissopo

O hissopo *(Hyssopus officinalis*) é uma das plantas medicinais mais antigas utilizadas no Mediterrâneo e no Médio Oriente. As folhas e as flores deste arbusto de folha perene são utilizadas e o óleo essencial é extraído. O hissopo era tradicionalmente utilizado como tratamento para febres e constipações, bem como para problemas do fígado e da vesícula biliar, mas nenhuma destas utilizações foi testada em ensaios clínicos. Estudos em tubos de ensaio mostram que o hissopo pára a produção do VIH sem danificar as células infectadas. Estes resultados encorajaram algumas pessoas que vivem com VIH a experimentar a planta como um antiviral. Relatos anedóticos sugerem que a planta é eficaz no tratamento de infecções relacionadas com o VIH e no aumento da contagem de células CD4+.

O hissopo não tem efeitos secundários registados em doses normais de tratamento, mas doses elevadas, especialmente ao longo do tempo, podem causar efeitos secundários graves, como convulsões. As crianças devem ser tratadas com precaução, porque várias fontes sugerem que mesmo doses relativamente pequenas podem causar convulsões. O hissopo apresenta-se sob a forma de tintura, cápsulas ou chá e pode ser adicionado a produtos para a pele e pomadas para tratar problemas de pele.

Isatis

O Isatis *(Isatis tinctoria)* é uma erva relacionada com a mostarda. Os primeiros europeus faziam corantes azuis com a isatis e também a aplicavam em feridas na pele. Uma planta importante na medicina chinesa, as raízes e folhas da planta são frequentemente utilizadas para tratar condições de "calor tóxico", ou a fase inicial de uma infeção, quando a febre de uma pessoa pode ser bastante elevada e o indivíduo se sente muito doente. As ervas utilizadas para tratar estas condições eram normalmente utilizadas durante um curto período de tempo, e muitas destas ervas demonstraram, desde então, ter propriedades antivirais. Tal como acontece com outros remédios tradicionais chineses, essas ervas eram normalmente utilizadas em combinação com outras. Vários estudos clínicos realizados na China sugerem que o isatis é um tratamento eficaz para infecções virais. Foi utilizado com sucesso para tratar a hepatite B e o herpes. Com base nestes estudos, muitos praticantes chineses adicionam isatis às fórmulas que utilizam para tratar o VIH.

Parece haver pouca informação disponível em inglês sobre os seus efeitos secundários, mas tem a reputação de ser uma erva potente que deve ser utilizada apenas por curtos períodos de tempo. E esta reputação sugere que, idealmente, deve ser utilizada sob a supervisão de um profissional experiente em medicina tradicional chinesa.

Bálsamo de limão

A erva-cidreira *(Melissa officinalis)* é uma erva perene e uma planta de jardim comum na Europa. Em termos médicos, é utilizada principalmente para tratar a ansiedade e a insónia. Actua como um sedativo suave e pode também ajudar as pessoas cujo estômago está perturbado por razões emocionais. Na Alemanha, a erva é aprovada para estes fins. O bálsamo de limão também é normalmente usado para a síndrome pré-menstrual e para ajudar com os sintomas da menopausa. Além disso, tem propriedades antivirais. Estudos em tubos de ensaio mostram que é ativo contra o herpes e o VIH. Muitos profissionais sugerem que uma solução de erva-cidreira seja aplicada na pele quando os sintomas de uma ferida de herpes são sentidos pela primeira vez. Relatos de casos sugerem que este tratamento é muitas vezes bastante eficaz. Não existem ensaios clínicos sobre a utilização do bálsamo de limão no tratamento da infeção por VIH. O bálsamo de limão pode diminuir a atividade da tiroide, especialmente com o uso prolongado. Os naturopatas sugerem frequentemente que as pessoas com tiroide hipoactiva evitem totalmente esta erva.

Alcaçuz

A raiz de alcaçuz *(Glycyrrhiza glabra)* é utilizada medicinalmente na Europa e na Ásia há centenas de anos. O principal componente da raiz de alcaçuz é a glicirrizina, e o produto pode ser vendido sob este nome. As pessoas com VIH podem ter muitas utilizações para o alcaçuz. A erva tem propriedades antivirais e pode ser ativa contra o VIH. Pensa-se também que retarda a ativação de células imunitárias dormentes, impedindo a produção de mais vírus. Ainda não se sabe muito bem como é que o alcaçuz pode conseguir este efeito. Mas vários pequenos estudos realizados no início da década de 1990 sobre uma forma injetável de glicirrizina pareciam mostrar um desenvolvimento mais lento da doença e uma melhor contagem de células T em indivíduos seropositivos mas que não apresentavam sintomas. Para além dos seus efeitos imunitários e antivirais, o alcaçuz é utilizado para desintoxicar o fígado. Pode também contrariar os efeitos da utilização a longo prazo de muitos dos actuais medicamentos anti-retrovirais, que podem causar danos significativos nas células do fígado e interferir com a sua função.

No entanto, não se sabe se o alcaçuz interage com os medicamentos anti-retrovirais. O alcaçuz aumenta os níveis de sódio e diminui os níveis de potássio; pode elevar a tensão arterial das pessoas que o utilizam regularmente. O sódio, o potássio e o cloreto são conhecidos coletivamente como electrólitos. Os electrólitos devem ser cuidadosamente monitorizados nas pessoas que pretendem tomar raiz de alcaçuz regularmente, porque os desequilíbrios dos electrólitos podem causar problemas cardíacos, retenção de líquidos e outros efeitos secundários graves. As pessoas que usam alcaçuz também podem ser aconselhadas a fazer uma dieta com pouco sal e muitos alimentos que contenham potássio, como as bananas. O uso regular de grandes quantidades de alcaçuz também pode causar impotência ao bloquear a produção de testosterona e estrogénio. Além disso, pode aumentar outros problemas relacionados com o VIH ligados à baixa testosterona, como o definhamento. A raiz de alcaçuz está disponível em forma de cápsula, que o corpo parece absorver bem.

Lomatium

O Lomatium encontra-se principalmente no oeste da América do Norte, embora espécies relacionadas cresçam noutras áreas. Várias espécies são utilizadas para fins medicinais, incluindo *Lomatium dissectum* e *Lomatium suksdorfii*. Esta última é uma planta ameaçada de extinção. Os povos aborígenes do oeste da América do Norte utilizavam o lomatium para fins medicinais e cerimoniais. Aplicavam-na diretamente nas feridas para ajudar a prevenir infecções e faziam chá das suas raízes para tratar infecções respiratórias e congestão. As raízes da planta continuam a ser usadas por alguns curandeiros aborígenes para infecções virais. Estudos em tubos de ensaio indicam que *a Lomatium dissectum* é um poderoso antiviral, e os compostos isolados da *Lomatium suksdorfii* demonstraram inibir especificamente o VIH. Herbalistas e curandeiros experientes com estas ervas acreditam que elas também podem estimular o sistema imunitário. O Lomatium é considerado poderoso e só deve ser utilizado sob a orientação de um profissional experiente. Contém substâncias anti-coagulantes e pode ser perigoso se as plaquetas forem baixas ou se tiver problemas com hemorragias nasais ou menstruais intensas. O Lomatium não é geralmente recomendado durante a gravidez. Doses elevadas podem causar uma erupção cutânea semelhante ao sarampo.

Marijuana

A marijuana *(Cannabis sativa)* é mais conhecida como uma droga recreativa que promove sensações de bem-estar e relaxamento. A produção e venda de marijuana é ilegal, e a droga não está disponível em ervanárias ou outros profissionais de terapia complementar. No entanto, muitas pessoas com VIH consideram-na útil para prevenir as náuseas e estimular o apetite. Alguns utilizam-na para controlar a dor. O Cesamet e o Marinol, dois medicamentos que contêm componentes da marijuana, estão aprovados no Canadá para suprimir as náuseas e estimular o apetite. No entanto, muitos PHAs que experimentaram esses medicamentos preferem fumar a própria erva. Não só consideram a erva mais eficaz, como acreditam que fumar marijuana facilita o controlo da dose. Foi relatado que tanto o Cesamet como o Marinol causam períodos breves e desagradáveis de desorientação. O governo federal canadiano criou um sistema para conceder o direito legal de cultivar, possuir e utilizar marijuana por razões médicas. O "Marihuana Medical Access Regulations" entrou em vigor em julho de 2001. As pessoas que vivem com VIH e que pretendem utilizar a marijuana para fins medicinais têm de pedir ao seu médico (normalmente um especialista) que preencha os formulários necessários. A edição da primavera de 2002 da revista *The Positive Side* do CATIE tem mais informações sobre a utilização da marijuana na infeção pelo VIH, incluindo a forma de aceder a esta erva restrita.

A marijuana em si tem poucos efeitos secundários, para além das alterações de humor e de perceção, normalmente agradáveis, que podem acompanhar o seu consumo. Pode causar taquicardia (batimentos cardíacos rápidos), que pode ser controlada diminuindo a dose. Fumar marijuana está associado aos mesmos efeitos secundários a longo prazo que fumar cigarros, incluindo enfisema, tensão arterial elevada e cancro do pulmão. As alternativas ao fumo incluem a utilização da erva moída em produtos de pastelaria (brownies, por exemplo) e a sua preparação em chá. Estudos a curto prazo indicam que a marijuana pode ser utilizada com segurança com alguns inibidores da protease.

Cardo mariano

O cardo *mariano (Silybum marianum)* é uma planta originária da Europa. Durante centenas de anos, os ervanários europeus observaram que esta planta ajudava a inverter a iterícia que assinala frequentemente uma lesão hepática. Atualmente, o cardo mariano é por vezes utilizado no tratamento de problemas relacionados com o fígado. A saúde do fígado é uma preocupação importante na gestão da infeção pelo VIH, particularmente em pessoas co-infectadas com hepatite viral. Infelizmente, o cardo mariano não foi bem estudado para estas condições, uma vez que a maioria dos estudos envolveu pessoas com danos no fígado devido ao abuso de álcool. Estudos recentes em tubos de ensaio sugerem que o cardo mariano pode ser protetor dos rins. O cardo mariano pode também atuar como um antioxidante.

O cardo mariano está disponível em lojas de produtos naturais e em farmácias que vendem produtos à base de plantas. Os extractos utilizados em ensaios clínicos são padronizados para 80 por cento de um ingrediente ativo chamado silimarina. Ocasionalmente, o cardo mariano pode causar diarreia ligeira, mas não tem outros efeitos secundários registados. Pode, no entanto, causar uma reação em pessoas alérgicas a plantas da família Asteraceae (margaridas). As pessoas que tomam medicamentos, incluindo medicamentos anti-retrovirais, devem ter cuidado com o uso do cardo mariano, pois este pode interagir com eles. Isto porque as interações entre ervas e medicamentos podem levar a um aumento dos efeitos secundários ou a uma redução da eficácia da terapia medicamentosa.

Monolaurina

A monolaurina é uma forma do ácido gordo chamado ácido láurico, que se encontra em grandes quantidades no leite de coco e no leite humano. Alguns ácidos gordos, incluindo o ácido láurico, têm alegadamente propriedades antibacterianas, antifúngicas e antivirais. Em estudos em tubos de ensaio, a monolaurina demonstrou ter atividade antiviral contra vários vírus, incluindo o da gripe e o do herpes. Parece atuar rompendo o envelope lipídico destes vírus. Dados limitados de ensaios em laboratório sugerem também que o ácido láurico pode aumentar a produção de células imunitárias no organismo. Não foram realizados estudos clínicos sobre a monolaurina em pessoas com VIH.

A monolaurina apresenta-se em cápsulas - no entanto, o ácido láurico também pode ser encontrado no coco cru ou processado.

Cogumelos

Os cogumelos são utilizados medicinalmente em muitas culturas em todo o mundo. Contêm uma variedade de nutrientes e vitaminas, e muitos têm efeitos medicinais. Três cogumelos cultivados na Ásia - reishi, shiitake e maitake - podem ser de potencial interesse para as pessoas com VIH. Todos os três são utilizados no kampo, o sistema médico tradicional do Japão. São mais conhecidos como moduladores imunitários e podem ter propriedades antivirais. Estes cogumelos são também adaptogénicos, que são substâncias que ajudam o corpo a lidar com a doença e o stress. Algumas pessoas utilizam-nos pelo seu valor nutricional. Dos três cogumelos, o shiitake é o mais amplamente estudado no contexto do VIH, embora alguns praticantes de medicina chinesa e herbalistas acreditem que o maitake é o mais poderoso. Infelizmente, o lentinan, uma substância isolada do shiitake, não demonstrou benefícios clínicos no tratamento da infeção pelo VIH. Os cogumelos frescos podem ser incluídos numa dieta regular se forem devidamente preparados; e os cogumelos secos podem ser preparados para fazer chá. Estão disponíveis cápsulas com cogumelos secos (por vezes combinados com outras ervas, como o ginseng). Ocasionalmente, os cogumelos podem causar perturbações gástricas ou diarreia, sobretudo se forem ingeridos com o estômago vazio. As pessoas com alergias a qualquer tipo de cogumelo não devem consumir cogumelos sob qualquer forma. São possíveis reacções alérgicas graves que podem pôr a vida em risco.

Neem

O Neem *(Azadiracta indica)* é uma árvore tropical perene por vezes conhecida na Índia como "a farmácia da aldeia". O óleo essencial desta árvore é um antibiótico utilizado contra uma variedade de microrganismos. É particularmente útil para doenças de pele, incluindo infecções fúngicas, eczema e sarna. Também é utilizado para dores musculares e articulares. Para estes fins, o óleo é normalmente diluído e misturado num creme para aplicação na pele. O óleo de Neem também é misturado na pasta de dentes para prevenir aftas e gengivite. Tem muitas propriedades semelhantes às do óleo da árvore do chá. O óleo essencial raramente é ingerido.

Outras partes da árvore de neem têm propriedades medicinais e são utilizadas em fórmulas ayurvédicas para tratar febres e até infecções graves como a malária. Quando tomado por via oral, o neem só deve ser utilizado sob a supervisão de um médico ayurvédico e não deve ser utilizado quando a fadiga ou o definhamento são evidentes.

Folha de oliveira

O extrato de folha de oliveira *(Olea europaea)* é uma versão moderna de um remédio tradicional mediterrânico para prevenir as febres. Tem também a reputação de possuir propriedades antioxidantes. À semelhança de muitas ervas, os estudos em tubo de ensaio do extrato de folha de oliveira revelaram propriedades anti-retrovirais. No entanto, não foram realizados ensaios clínicos em pessoas com VIH. O extrato de folha de oliveira está disponível em muitas lojas de produtos naturais. A folha de oliveira pode ser seca e preparada como um chá e está disponível como um extrato em forma de cápsula.

Hortelã-pimenta

A hortelã-pimenta *(Mentha piperita)* é uma planta doméstica comum cultivada na Europa e na América do Norte. Tanto o seu óleo como as folhas secas são utilizados medicinalmente. A hortelã-pimenta é útil contra as náuseas e é utilizada por alguns para tratar a diarreia e o síndroma do intestino irritável. É frequentemente combinada com outras ervas para tratar problemas digestivos. Um estudo demonstrou que reduziu a dor abdominal e a diarreia em pessoas com síndroma do intestino irritável. Pensa-se também que melhora a circulação e alivia as dores de cabeça de tensão. Pode ser combinado com óleo vegetal e outros óleos essenciais e aplicado na testa. De facto, um pequeno ensaio alemão sugere que uma solução contendo 10% de óleo de hortelã-pimenta aplicada na testa é tão eficaz como a acetaminofena no alívio das dores de cabeça tensionais. O

O óleo de hortelã-pimenta não deve, no entanto, ser utilizado numa superfície demasiado grande da pele porque pode ter um efeito "gelado". Uma forma comum de utilizar a planta é deitar água quente sobre folhas secas de hortelã-pimenta, cobrir a mistura, deixar repousar dez minutos e depois tomar como chá. O óleo de hortelã-pimenta está normalmente disponível nos locais onde se vendem outros óleos essenciais e também está disponível sob a forma de comprimido chamado Colpermin, que tem um revestimento entérico para proteger o estômago. A Colpermin, disponível no Canadá mediante receita médica, está coberta por muitos planos de saúde. As folhas secas de hortelã-pimenta podem ser compradas a granel ou em forma de cápsula na maioria das lojas de produtos naturais e em ervanárias. A planta também é fácil de cultivar na maioria das áreas do Canadá.

A hortelã-pimenta pode irritar o estômago, especialmente quando tomada em doses elevadas ou com o estômago vazio. Outros efeitos secundários raros incluem erupções cutâneas, azia, abrandamento do ritmo cardíaco e tremores musculares. As pessoas que aplicam óleo de hortelã-pimenta na pele podem ter uma erupção cutânea causada por uma reação alérgica. A hortelã-pimenta pode interagir com alguns antidepressivos.

Própolis

O própolis é uma substância pegajosa que as abelhas produzem a partir da seiva (ou resina) que se encontra à volta dos rebentos das árvores e de outras plantas. Esta seiva tem propriedades antibióticas naturais e protege a planta de infecções. Como as abelhas recolhem o própolis de uma variedade de plantas, este contém muitos compostos diferentes resistentes a doenças. De facto, é espalhado no interior das colmeias para prevenir doenças. A própolis também pode ser espalhada na pele das pessoas para prevenir infecções em torno de cortes ou para tratar infecções cutâneas menores, incluindo as observadas no VIH. Algumas pessoas espalham a substância na pele afetada por herpes zoster ou herpes labial. Estudos em tubos de ensaio sugerem que o própolis é eficaz contra o vírus do herpes. As pessoas com VIH também podem mastigar própolis crua (ou utilizar a tintura como elixir bucal) para prevenir ou tratar aftas ligeiras. A própolis crua moída está disponível em lojas de produtos naturais e apicultores. A própolis pode ser dissolvida numa tintura ou adicionada a cremes para a pele.

Shatvari

O shatvari (*Asparagus racemosus*) é um tónico e um adaptogénio, uma substância que ajuda o corpo a lidar com as mudanças e o stress. Na medicina ayurvédica, o shatvari é utilizado para rejuvenescer o corpo feminino da mesma forma que o Ashwagandha é utilizado nos homens. O shatvari é tradicionalmente utilizado para estimular a produção de leite materno em mães recentes e para contrariar os sintomas da menopausa. Na medicina ayurvédica, considera-se que a SIDA é uma doença de diminuição de ojas, a energia essencial do corpo. Diz-se que o Shatvari ajuda na formação de ojas e é utilizado como terapia imunitária. Estudos em animais demonstraram que estimula os macrófagos (células imunitárias que capturam os microrganismos invasores). Foi também demonstrado que ajuda a contrariar os efeitos imunossupressores da quimioterapia contra o cancro em ratos. O Shatvari está disponível em cápsulas ou em pó que pode ser tomado com leite morno adoçado com açúcar bruto.

Spirulina

A espirulina *(Arthrospira platensis)* é um tipo de alga verde-azulada colhida em lagos e oceanos ou cultivada em lagos e tanques controlados. Contém uma variedade de vitaminas e nutrientes e é frequentemente consumida como suplemento nutricional. É também um forte antioxidante. Compostos isolados da espirulina inibem a replicação do VIH em estudos em tubos de ensaio e são igualmente eficazes contra vírus como o herpes. Estudos realizados em animais também sugerem que a spirulina pode estimular o sistema imunitário, embora alguns herboristas acreditem que esta capacidade possa, na verdade, aumentar a produção de VIH. Isto pode ser menos preocupante para quem está a fazer uma terapia antirretroviral eficaz. Embora a spirulina seja provavelmente a mais estudada das algas azuis-verdes, outras algas produzem compostos antivirais. A espirulina pode ter um efeito prejudicial sobre a capacidade do organismo de produzir vitamina B12. Consequentemente, uma destas outras algas pode eventualmente revelar-se mais adequada para pessoas seropositivas.

No entanto, algumas espécies de algas podem ser tóxicas. Em geral, as algas são muito susceptíveis a
contaminação e são muitas vezes utilizadas deliberadamente para absorver substâncias tóxicas. Dadas estas preocupações, não existe atualmente consenso entre os ervanários sobre se a utilização de suplementos de algas azuis-verdes é apropriada para as pessoas que vivem com VIH.

Esterinóis

Os esterinóis, ou esteróis, são gorduras vegetais. Podem ser obtidos a partir de praticamente todas as plantas, mas as suas concentrações variam. Os esterinóis encontram-se em concentrações bastante elevadas nos óleos de sementes e frutos secos não processados e, em menor escala, nos frutos e vegetais. Infelizmente, as dietas modernas são frequentemente deficientes nestes alimentos, e a refinação dos produtos alimentares reduz a quantidade de esterinóis presentes. Estes nutrientes não podem ser fabricados pelo corpo humano, pelo que é necessário ingeri-los diariamente para manter uma quantidade estável no organismo. Estas gorduras vegetais são estruturalmente semelhantes ao colesterol e podem reduzir os níveis de colesterol ao diminuir a absorção do colesterol pelo organismo. Podem também ser importantes para manter a saúde do sistema imunitário. Certos esteróis parecem promissores em estudos de linhas celulares de cancro da mama e da próstata.

No final dos anos noventa, houve algum interesse na aplicação de esterinóis no tratamento do VIH. Este interesse foi sobretudo manifestado em contextos de recursos limitados, sem acesso a medicamentos anti-retrovirais. Um estudo preliminar, realizado na África do Sul, encontrou algumas alterações nas funções do sistema imunitário em resultado do esterinol beta-sitosterol (vendido sob a marca Moducare), embora as implicações clínicas não fossem claras. Infelizmente, para as pessoas com imunossupressão grave (menos de 200 células CD4/^l), este esterinol não melhorou a sua saúde. O estudo sul-africano não foi um ensaio clínico controlado. Por conseguinte, não se sabe qual o papel que os esterinóis podem ter, se é que têm algum, no tratamento da infeção pelo VIH sem um estudo mais aprofundado. Apesar da falta de provas clínicas claras, os produtos à base de esterinol estão a ser amplamente comercializados para pessoas com VIH. Algumas pessoas com VIH estão a incorporar na sua dieta óleos ricos em esterinóis, incluindo os óleos de sésamo e de sementes de abóbora que, de preferência, são cultivados organicamente. Em geral, os óleos de alta qualidade são os que são prensados a frio e depois acondicionados em recipientes escuros.

Os suplementos de esterinol são utilizados na Alemanha há muitos anos para problemas da próstata e, segundo consta, não têm efeitos secundários para além de uma ligeira irritação ocasional do estômago.

Óleo da árvore do chá

O óleo da árvore do chá *(Melaleuca alternifolia)* tornou-se um tratamento popular para as pessoas com VIH. É feito a partir de uma árvore que é nativa apenas da Austrália. O óleo da árvore do chá é utilizado para prevenir ou tratar casos ligeiros de uma variedade de infecções, particularmente infecções fúngicas como a candidíase. Também é útil contra certas infecções virais, como o herpes simplex. O óleo da árvore do chá está disponível sob a forma de pastilhas, gotas ou cápsulas e, por vezes, é adicionado à pasta de dentes para evitar as aftas. O óleo essencial é utilizado em aromaterapia e pode ser diluído e esfregado na pele para tratar o acne ou as infecções fúngicas da pele ou das unhas. Foram relatados vários casos de urticária e outras reacções alérgicas cutâneas ao óleo da árvore do chá, por isso não se esqueça de o testar numa pequena área antes de o aplicar de forma mais generalizada. Os resultados de estudos em tubos de ensaio apoiam a ideia de que o óleo da árvore do chá é eficaz contra infecções fúngicas e vários pequenos estudos que avaliaram a sua eficácia contra infecções da pele e das unhas mostraram benefícios. Num estudo com 13 homens com SIDA que tinham aftas resistentes ao medicamento antifúngico fluconazol, o gargarejo com uma solução de óleo da árvore do chá foi eficaz em mais de metade destes casos difíceis de tratar. O óleo da árvore do chá não deve ser engolido.

Tricosantina

A tricosantina é derivada da raiz da erva chinesa *Trichosanthes kirilowii* ou guo lou. A raiz seca era utilizada pelos médicos tradicionais para induzir abortos e para ajudar as mulheres a expelir a placenta após o parto. **Não** é utilizada pelos médicos tradicionais chineses para tratar o VIH. A proteína tricosantina foi isolada da erva no início da década de 1970. Uma empresa chamada Genelabs apelidou-a de GLQ223, e foi testada como tratamento para o VIH no final da década de 1980. Ficou conhecida como Composto Q. (O Composto Q não deve ser confundido com a Co-enzima Q10, que é uma substância completamente diferente). Em estudos em tubos de ensaio, o Composto Q destruiu as células infectadas pelo VIH, deixando intactas as células não infectadas. Nesses estudos, o composto demonstrou ser eficaz tanto contra os linfócitos T infectados como contra os macrófagos infectados. Os ensaios clínicos da tricosantina começaram em 1989 com a participação de vários grupos comunitários de luta contra a SIDA sediados nos EUA. O composto Q foi administrado por via intravenosa numa variedade de doses. Embora alguns dos pequenos ensaios de dosagem relatados na Conferência de SIDA de São Francisco em 1990 parecessem sugerir que o composto Q poderia ser benéfico para algumas pessoas, um ensaio maior de 148 indivíduos iniciado em 1991 não mostrou qualquer melhoria significativa com este tratamento.

O Composto Q provoca uma série de efeitos secundários, incluindo dores musculares e articulares, aumento das enzimas hepáticas e sintomas semelhantes aos da gripe. Foram também registados vários casos de problemas neurológicos graves, incluindo desorientação, alucinações e coma. Em meados da década de 1990, o interesse pela tricosantina tinha diminuído. Embora alguns herboristas e investigadores continuem a acreditar que esta erva acabará por encontrar um papel no tratamento do VIH, existe atualmente pouco interesse na utilização da Trichosanthes kirilowii ou de compostos dela derivados para este fim. Dada a utilização tradicional da planta nas mulheres, é evidente que não deve ser utilizada durante a gravidez.

Açafrão-da-terra

A *curcuma (Curcuma longa)* é uma planta indiana relacionada com o gengibre. As suas raízes contêm uma substância chamada curcumina, que é um forte antioxidante e anti-inflamatório utilizado na medicina ayurvédica para reduzir o inchaço causado pela artrite ou por lesões. Antes do advento da terapia antirretroviral altamente ativa (HAART), havia algum interesse na curcumina, com base nos resultados de estudos em tubos de ensaio. Estudos subsequentes em PHAs deram resultados decepcionantes. A curcuma é geralmente vendida sob a forma de cápsulas em que o teor de curcumina foi normalizado para uma determinada percentagem. Os ensaios acima referidos utilizaram doses de curcumina que variaram entre 2 500 mg por dia e 4 800 mg por dia. Estas doses são substancialmente mais elevadas do que as utilizadas para tratar a inflamação. Em doses elevadas, a curcumina pode causar perturbações gástricas e até mesmo úlceras. As pessoas com níveis baixos de plaquetas ou que estejam a utilizar anticoagulantes devem utilizar a curcumina com precaução. Por vezes, a curcumina é misturada com outras ervas para melhorar a absorção.

Capítulo 5

Utilização regional de medicamentos à base de plantas

Medicina herbal nas Caraíbas

A farmacopeia afro-caribenha é o conjunto de conhecimentos e práticas em torno das plantas medicinais com origem nas culturas dos escravos africanos trazidos para as Caraíbas. Os banhos de ervas são comuns na cultura haitiana, tanto para práticas espirituais como medicinais, e representam a segunda categoria de administração mais importante na região, a seguir à ingestão. Há uma utilização significativa de remédios à base de plantas nas Caraíbas e estudos recentes em Trinidad mostram uma prevalência relativamente elevada de utilização para alívio sintomático da asma e gestão terapêutica da diabetes mellitus.

Utilização de ervas na América do Norte

A crescente diversidade da população imigrante dos EUA levou a uma utilização crescente de ervas medicinais. Um inquérito realizado pelo Centro Nacional de Medicina Complementar e Alternativa em 2004 revelou que a utilização da fitoterapia ou de outros produtos naturais era a mais comum das medicinas complementares e alternativas e que a razão mais comum para a utilização de medicamentos à base de plantas pelos americanos era o facto de acreditarem que melhorariam a saúde quando utilizados em combinação com tratamentos médicos convencionais.

Utilização de ervas na Ásia

As ervas medicinais são um dos principais componentes da Medicina Tradicional Chinesa (MTC). Estima-se que mais de 600 ervas diferentes tenham sido utilizadas para tratar várias doenças humanas, incluindo as causadas por infecções virais, representando aproximadamente um quinto de todo o mercado farmacêutico chinês e sendo consideradas como o tesouro cultural do Estado pelo governo chinês. Os estudos sobre as actividades e os mecanismos anti-HIV das MTC são muito limitados e espera-se que se acelerem. As ervas nativas do Japão foram classificadas na primeira farmacopeia da medicina tradicional japonesa no século IX. A Ayurveda é um sistema médico à base de plantas praticado principalmente na Índia. Inclui dieta e remédios à base de ervas, ao mesmo tempo que enfatiza o corpo, a mente e o espírito, na prevenção e tratamento de doenças.

Utilização de ervas na Europa

Os tratamentos complementares ou não convencionais são utilizados por muitos médicos e outros terapeutas em toda a Europa. As principais formas são a acupunctura, a homeopatia, a terapia manual ou manipulação e a fitoterapia ou medicina herbal. A popularidade relativa das terapias varia de país para país, mas a procura pública é forte e está a aumentar. A regulamentação dos profissionais varia muito: na maioria dos países, apenas os profissionais de saúde registados podem exercer a sua atividade, mas no Reino Unido a prática não está praticamente regulamentada. A Alemanha e alguns países escandinavos têm sistemas intermédios. Estão em curso reformas jurídicas nos Países Baixos e no Reino Unido. As instituições europeias estão a começar a influenciar o desenvolvimento da medicina complementar.

Na Alemanha, os medicamentos à base de plantas são dispensados por farmacêuticos, sujeitos aos mesmos critérios de eficácia, segurança e qualidade que os outros medicamentos. Apesar dos progressos da medicina ortodoxa, o interesse pela medicina alternativa, incluindo a fitoterapia, está a aumentar. É utilizada uma grande variedade de plantas para tratamentos medicinais, quer a planta seca, quer uma parte específica da mesma (raiz, folhas, frutos, flores, sementes), é formulada em preparações adequadas - comprimida sob a forma de comprimidos ou de pílulas, utilizada para fazer infusões (chás), extractos, tinturas ou misturada com excipientes para fazer loções, pomadas, cremes.

Conclusão

A inclusão de curandeiros tradicionais à base de plantas no sistema de cuidados de saúde, especialmente nas equipas de cuidados de saúde primários nos países em desenvolvimento, poderia melhorar a qualidade de vida e os padrões de segurança e a sua utilização como terapia complementar poderia desempenhar um papel nos cuidados paliativos das pessoas que vivem com VIH/SIDA. Embora muitos anos de utilização de plantas medicinais em contextos tradicionais possam ser utilizados como testemunho de que um determinado ingrediente à base de plantas é eficaz ou seguro, é necessário abordar vários problemas. Sabe-se agora que os ingredientes que fazem parte das preparações à base de plantas são incorporados na prática moderna e são atualmente utilizados nos países desenvolvidos como parte das estratégias de promoção da saúde ou de prevenção de doenças. Uma das questões mais difíceis de resolver na transposição das práticas tradicionais à base de plantas para a medicina ocidental convencional é a individualização da prescrição que contém múltiplos ingredientes à base de plantas e outros. Quer sejam apoiados pela ciência médica ou simplesmente por anos de utilização, os tratamentos tradicionais continuam a ser populares e, à medida que se realizam mais investigações, alguns podem desempenhar um papel complementar na medicina moderna.

Há uma necessidade urgente de intervenção educativa no que respeita à fitoterapia na formação dos nossos médicos. Propomos a integração da fitoterapia no atual currículo médico, de modo a que os futuros médicos estejam mais bem preparados para comunicar com os seus doentes sobre esta modalidade de cuidados de saúde. Recomenda-se também um programa de formação contínua para que os médicos em exercício tenham a oportunidade de atualizar os seus conhecimentos nesta área em rápida expansão e de grande preocupação para a saúde pública.

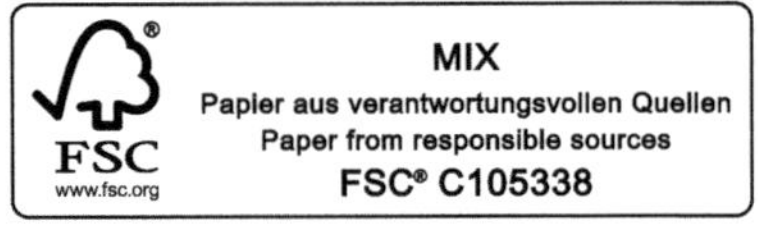

Printed by Books on Demand GmbH, Norderstedt / Germany